U0960080

家校结合 综合防控学生近视

王志刚 主编

天津大学出版社
TIANJIN UNIVERSITY PRESS

图书在版编目（CIP）数据

家校结合　综合防控学生近视 / 王志刚主编. 天津 : 天津大学出版社, 2025. 6. -- ISBN 978-7-5618-7994-8

Ⅰ. R778.1

中国国家版本馆CIP数据核字第2025ES0768号

出版发行	天津大学出版社
地　　址	天津市卫津路92号天津大学内（邮编：300072）
电　　话	发行部：022-27403647
网　　址	www.tjupress.com.cn
印　　刷	廊坊市瑞德印刷有限公司
经　　销	全国各地新华书店
开　　本	787mm×1092mm　1/32
印　　张	5.5
字　　数	112千
版　　次	2025年6月第1版
印　　次	2025年6月第1次
定　　价	78.00元

编委会

主　编： 王志刚

副主编： 张　萍　钱宝玉　乔秀梅　王丽萍

参　编： 郑晓燕　王　雷　李　文　朱素贞　孙岳磊

目前情况下我们的孩子多数还是会近视的，但这本书可以让孩子近视来得晚一点，度数低一点，当然也有可能不近视。希望这本书能帮助大家在防控孩子近视的过程中既科学保护孩子视力，也少走弯路，选择性价比更高的防控措施。

前　言

青少年儿童近视可以预防,近视增长速度可以控制,这一点基本能得到医学界和教育界专家的广泛认同。

那么,近视是否可逆、能不能治愈呢？这是个焦点问题,也是影响我国青少年儿童近视防控大政方针的根本性问题。专业背景和近视矫治思路不同,这个问题的答案自然也不同。

在十几年课堂教学改革实践探索和近视防控理论研究的基础上,我的研究结论是近视可防可控可逆, 8 岁以前单纯性轻度近视能治愈, 12 岁以前可逆, 19 岁以前可控制近视增长速度。

当然,对于近视可逆、8 岁以前单纯性轻度近视可治愈这个观点,几乎所有眼科专家都是不认可的。

医生才能治病,近视又是眼部疾病,所以很自然,自从 1867 年德国人研究近视防控开始,全世界研究近视防控的专家都是眼科专家。中国各级政府组建的青少年近视防控中心的成员也基本上都是眼科专家、疾控专家,加上部分舞蹈、体育方面的专家,几乎没有教育教学专家,即使专家组中有几个教育背景的成员，一般也是排在近视防控中心成员的最后，而且也是教育行政部门负责近视防控工作的人员。对近视防控的这种习惯认识决定了我国近视防控的主体是眼科医生和疾控专家，近视防控的核心思想自然也是医学思维模式的。

只有认清事物的本质和发生发展的规律，才能采取科学的工作措施，有效控制事物发生发展的方向，收到理想的效果，近视防控也是如此。

那么，近视的本质是什么呢，近视发生发展的规律又是什么呢？

近视的表现就是看不清远处的事物，近视度数越高，越无法看清远处的事物。而近视则是眼睛“长时间同角度等近距离看小物体”导致的，最终体现在眼睛的变化上就是眼睛角膜曲率变大、晶状体变厚或者眼轴变长。

医学模式矫治青少年近视的思路重在从改变近视的结果上做文章。或者通过角膜塑形镜、激光手术等方式减少角膜曲率和晶状体厚度进而降低近视度数和近视增长的速度，或者通过阿托品滴眼液等药物缓解睫状体紧张程度、降低眼轴增长的速度，进而减缓近视增长的进度，但医学模式无法减少导致青少年近视发生发展的生活娱乐、课堂学习和课后作业过程中不科学用眼时间，不能从导致青少年儿童近视的源头上做文章，自然会得出近视不可逆的结论。

教育模式矫治青少年近视的思路重在从导致孩子近视的源头上做文章,提高家长和孩子生活中合理使用手机、平板电脑等电子产品的意识并养成良好的习惯,探索制定有效的教育教学管理措施,提出科学的课堂教学模式和课后作业形式,显著减少学生“长时间同角度等近距离看小物体”的用眼活动,进而用“等远距离聚焦用眼”来消减不科学用眼导致的近视,自然能得出近视可逆、可治愈的结论。

为什么8岁以前可以治愈、12岁以前可逆、19岁以前只能控制近视增长的速度呢?

教育模式矫治青少年儿童近视的效果取决于两个主要因素。一是眼睛的调节能力。孩子年龄越小,眼睛调节能力越强,12岁以前眼睛还有较强的调节能力,12岁以后随着身体发育,眼睛调节能力逐渐减弱,矫治难度越来越大。二是“等远距离聚焦用眼”与不科学用眼的时间比例。“等远距离聚焦用眼”持续时间越长,越能有效矫治青少年儿童不科学用眼导致的近视。

8岁和12岁是孩子不科学用眼时间的两个重要节点,这也是不同年龄段青少年近视矫治效果不同的主要原因。

8岁一般升入小学三年级,一、二年级学生学习的科目少,加上国家要求不能布置书面作业,学生在8岁以前不科学用眼的活动主要是使用手机、平板电脑等电子产品,不科学用眼时间较短且可以控制，因此，如果增加户外活动时间和“等远距离聚焦用眼”时间且二者时间远大于不科学用眼时间，加上8岁以前的近视程度较轻，一般都是100度以下的轻度近视，同时幼儿眼睛调节能力很强，因此，8岁以前由于不科学用眼导致的近视治愈的可能性依然较大。

8岁到11（12）岁正好是学生三年级到小学五（六）年级，这个年龄，一是学生眼睛还有较强的调节能力，二是虽然开始布置书面作业，但书面作业时间较短。如果课堂教学采用符合学生学习规律和科学用眼规律的小组教学模式，同时研究符合学生用眼规律的作业类型和作业方式，尽量减少学生不科学用眼时间，加上有意识增加学生“等远距离聚焦用眼”的持续时间，进一步消减由于不科学用眼导致的近视进展，理论上可以降低近视度数，实现近视可逆的效果。

11（12）岁上初中以后到18岁高中毕业，学生的学习科目越来越多，课后作业时间越来越长。由于不科学用眼时间远大于科学用眼时间，即使课堂教学采用小组教学、科学布置课后作业，也很难降低近视度数，只能减缓近视增长的速度，尽可能保护学生视力，让更多学生在高中毕业后处于中度或者轻度近视水平。

显著减少“长时间同角度等近距离看小物体”的不科学用眼时间，有效增加“等远距离聚焦用眼”的持续时间来消减导致近视的因素，这就是做好青少年儿童近视防控工作的核心思路。

确定了减少不科学用眼时间并以“同角度等远距离聚焦用眼”消解、对抗“同角度等近距离看小物体”这个近视防控的核心思路，我们要做的就是提高家长与孩子合理使用电子产品的意识，有效减少不科学用眼带来的伤害；推进小组教学、优化作业类型，减少课堂学习和课后作业过程中的不科学用眼时间；增加“同角度等远距离聚焦用眼”背诵学科知识、讲解错题等活动，以有意义的望远取代枯燥的望远。

做好这些活动以后，大概三个月到半年，就可以在既能提高学生学习质量又经济实惠、毫无副作用的学习生活过程中，有效降低12岁以下学生的近视度数、控制12岁以上学生的近视增长速度了。

王志刚

2024年9月

目　　录

第一章　视力发展基本规律

眼睛是人体的重要器官之一,人们获得的信息有70%左右来自视觉,良好的视觉能让人们更方便地看清远处的物体,获得更好的工作和生活体验。眼睛也是人们表达感情的重要途径,明眸善睐、眉目传情,厚厚的眼镜片也会或多或少影响人们爱的表达。

由于近视低龄化更容易导致近视普遍化和高度近视,在电子产品泛滥、学习时间日益延长的今天,深入了解视力发展的基本规律,明确近视的成因和危害,对科学保护视力具有更大的价值。

第一节　眼睛是怎么看见的

人的眼睛就像一个照相机,或者说照相机就是根据人眼看事物的原理设计的,但是设计得再精妙的照相机也不如眼睛的结构和功能科学。

一、眼球的结构

眼球是一个直径大约 23 毫米的近似球体，是人们观察事物的视觉器官。眼球由眼球壁和眼球内容物组成。

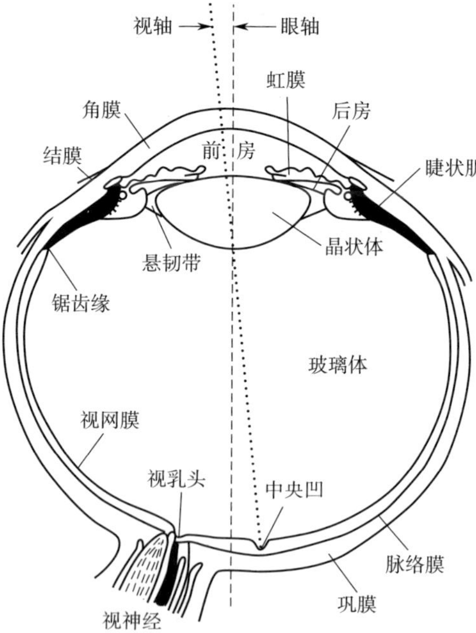

①

眼球壁最外面一层为外膜，外膜的前六分之一是角膜，无色透明，稍稍往前凸，后面六分之五是白色的纤维膜，称为巩

① 王庭槐. 生理学[M]. 北京：人民卫生出版社，2018：265.

膜。中间的一层是中膜，由前向后分别是虹膜、睫状体和脉络膜。内膜就是视网膜，是眼睛的感光系统。这三层膜组成眼球的外形。

眼球内容物包括房水、晶状体和玻璃体，这三种眼球内容物都是无色透明的。房水是由睫状体产生充满于角膜和虹膜之间的液体。晶状体就像一块双凸透镜，中央厚边缘薄。玻璃体充满于晶状体和视网膜之间，约占眼球内腔的五分之四，其中99%都是水分，起着支撑眼球壁的作用。

二、眼球各部分的功能

角膜和晶状体就像一组“组合起来的凸透镜”，作用相当于照相机的镜头。在瞳孔调节下，外界的光线经过角膜和晶状体折射后进入眼睛，聚焦在视网膜上，人们才能看清物体。

角膜是眼球最前面的光学结构，是外界光线进入眼球的必经之路。角膜是一层完全透明的膜，它的屈光能力约占组合凸透镜的三分之二以上的度数，这个度数叫作屈光力，用字母D表示，角膜的屈光力大约为43D。

瞳孔就是虹膜形成的圆形开口，可以控制进入眼球内的光线总量。瞳孔直径一般为2.5~4 mm，光线强的时候瞳孔变小，光线弱的时候瞳孔变大，使得进入眼球的光线既不过强也不过弱。

晶状体就像一个双凸透镜,位于瞳孔后面、玻璃体前面。通过睫状体肌肉的收缩和舒张牵拉晶状体悬韧带,引起晶状体变凸或者变平,使进入眼睛的光线更好地聚焦在视网膜上。晶状体的作用就像一个变焦镜头,能根据物体远近自动对焦,使眼睛既能看清远处的物体,也能看清近处的物体。

视网膜就像照相机的胶卷或者投影仪的幕布一样。外界物体的光线经过角膜和晶状体的折射以后,会落在视网膜上。视网膜是一个凹形球面的感光组织,落在视网膜上的光线信号形成的物像会传递给大脑,人们才能看到外界物体。如果折射后的光线恰好聚焦在视网膜上,人们就能清晰地看见物体,如果折射后的光线聚焦在视网膜前面或者后面,人们就只能模糊地看到物体。

三、眼睛如何看远看近

晶状体的厚度可以在睫状肌作用下进行调节,就像照相机上的变焦镜头一样可以自动调节,使不同距离的光线经过晶状体折光后落在视网膜上,视网膜内部有灵敏的感光组织,把视觉信号传到大脑,人们才能顺利看清不同距离的物体。

当看远处物体时,睫状体松弛,晶状体变薄,物体的光线经过角膜和晶状体这两个凸透镜折射以后正好聚焦在视网膜上,我们就能清楚地看见远处的物体。

人们看近处物体时,睫状肌收缩,晶状体变厚,折光能力更强,人们才能看清近处的物体。

人们在长期看近处物体的情况下,眼睛的肌肉一直处于收缩状态,角膜和晶状体也会变得越来越凸,折光能力过强。当看远处物体时,角膜和晶状体无法恢复到较平坦的状态,远处物体的光线经过角膜和晶状体过度折射就会落在视网膜前面,这就是近视。

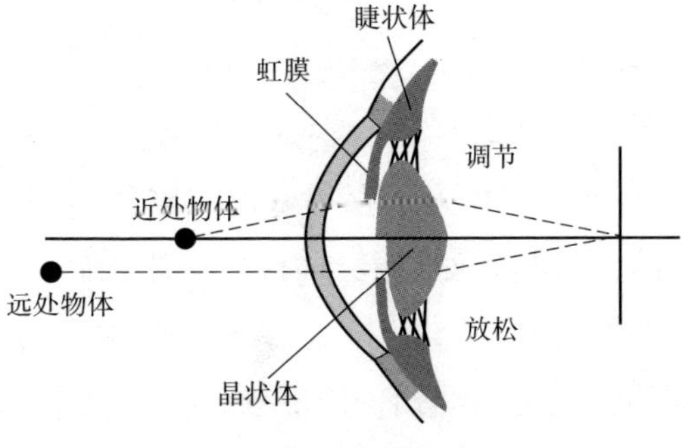

眼睛的调节①

① 杜兆江. 孩子近视了,家长怎么办[M]. 北京:化学工业出版社,2022:98.

四、视力表示方法

表示视力的方法有很多种，常用的有我国自主设计的五分法标准对数视力表记录法和国际通用视力表小数记录法。两种方法的换算关系如下：

5.2——1.5； 5.1——1.2；

5.0——1.0； 4.9——0.8；

4.8——0.6； 4.7——0.5；

4.6——0.4； 4.5——0.3；

4.4——0.25； 4.3——0.2；

4.2——0.15； 4.1——0.12；

4.0——0.1。

视力检查分为远视力检查和近视力检查，中小学生常用的视力表都是远视力检查表。远视力采用国际标准视力表（1.0）或者对数视力表（5.0）检查，视标“E”由上到下越来越小，代表相应的视力。检查者站在距离视力表5米远的地方，要求眼睛与视力表1.0（5.0）那一行处在同一平面上，左、右眼分别检查，从上到下依次说出“E”的开口方向，直到说错为止，记录上一行对应的视力。

第二节 近视发生发展常识

从近视防控的角度来说，0~6 岁是儿童眼睛正常发育、预防近视最重要的时期。在这个时期做好孩子的视力保护工作，能显著降低小学阶段学生的近视率，显著降低学生高中毕业时近视超过 600 度变成高度近视的比例，更好地保护学生视力健康。

一、远视和远视储备

中小学生近视发展的过程包括三个阶段：生理性远视、正视、近视。新生儿眼球小且眼轴短，双眼都处于远视状态，通常具有 300 度的生理性远视。随着幼儿的生长发育，他们的视觉功能逐渐成熟，眼轴长度随着年龄增加而增长，长到 7~8 岁的时候，眼球的大小基本定型，接近成年人。在这个过程中，300 度的生理性远视逐渐降低，视力向正视化方向发展，一般在 12 岁左右，生理性远视基本消失，这个过程被称为“正视化过程”，这 300 度左右的生理性远视一般称为远视储备。

0~12 岁儿童正常远视储备值参考数据如下[①]。

0~3 岁远视储备:远视 300 度。

4~5 岁远视储备:远视 210~220 度。

6~7 岁远视储备:远视 175~200 度。

8 岁远视储备:远视 150 度。

9 岁远视储备:远视 125 度。

10 岁远视储备:远视 100 度。

11 岁远视储备:远视 75 度。

12 岁远视储备:远视 50 度。

全国政协委员、首都医科大学眼科学院院长王宁利说,如果儿童在 6 岁时仍有 150~200 度的远视储备,其在小学阶段发生近视的概率不到 1%;如果到小学一年级的时候远视储备没了,发生近视的概率是 85%。正常情况下,生理性远视的消失过程是随着成长逐步完成的,一般到 10 岁以后逐步消失。远视储备消失的过程不可逆但会加速,如果幼儿不科学用眼,远视储备会过早消失,然后很快变成近视。因此,必须科学有效地做好幼儿远视储备的保护工作,使幼儿不至于过早消耗远视储备。从这个角度来说,“幼儿园是近视发展的源泉,学龄前儿童的远视储备管控是近视防控的重中之

① 邵俊彦,任劼. 保护婴幼儿远视储备,让孩子远离近视[J]. 家庭医学,2022(6):24-25.

重”[①]。

二、正视和近视

1. 正视

人们在看近处物体时，睫状肌收缩，悬韧带放松，眼睛晶状体凸出，曲率变大，增强折射光线的能力，使近处物体的光线形成的图像落在视网膜上，形成清晰的物像，从而看清楚物体。在看远处的物体时，睫状肌放松，悬韧带收缩，晶状体变得扁平，曲率变小，折射光线能力减弱，使远处物体的图像能清晰落在视网膜上，人们可以清楚地看到远处的物体。

眼睛功能良好的情况下，人们在看近、看远的过程中，随着睫状肌的收缩与放松，晶状体凸度相应发生变化，远处和近处物体的图像都能清晰落在视网膜上，使得人们能自由看清近处和远处的物体。

2. 近视

当眼睛长时间看近处物体时，睫状肌一直处于收缩状态，晶状体保持较高的凸度，眼睛慢慢适应了看近处物体的焦距，逐步固化。当眼睛看五米以外远处物体时，眼睛无法调节成看远处物体需要的焦距，远处物体的平行光线经过眼睛折射

---

① 张曼玉. 防近视？你需要管控孩子的远视储备[N]. 中国青年报，2021-06-09（8）.

后，聚焦在视网膜前面，不能清晰聚焦在视网膜上，无法看清楚远处的物体。近视程度越高，人们看清物体的距离越近，越无法看清远处的物体。

如果眼睛一直处于近距离视物的状态，近视的度数会越来越深。

近视但没有戴眼镜矫正的时候，孩子容易眯着眼睛看，这就类似针孔视力检查。针孔视力是一种简单常用的视力检查方法，一般是用一个有两毫米圆孔的黑片挡住眼睛，通过这个圆孔看前面的物体，如果有改善说明存在近视现象。沈阳铁路局卫生处陈宁等人调查发现，“针孔视力在各年龄段均高于裸眼视力”①。因此，科学用眼是每个年龄段都要有意识做好的工作。

三、近视的内部原因及表现

眼轴变长及角膜或晶状体屈光力改变是中小学生近视发生和增长的主要表现②。

---

① 陈宁，杨波，王锐，等. 不同视力状况学生眼球发育的年龄特征[J]. 中国学校卫生，2002(1)：56-57.

② 田琴，刘兴德，万俊梅. 夜戴型角膜塑形镜与框架眼镜治疗青少年近视疗效比较[J]. 国际眼科杂志，2023，23(4)：660-664.

1. 角膜、晶状体和屈光性近视

屈光性近视主要是由于角膜或晶状体曲率过大造成屈光力超出正常范围，而眼轴长度基本在正常范围。

角膜曲率的正常值在 40~46 之间，角膜曲率越小，同样的近视度数对应的眼轴就越长，角膜曲率越大，同样的近视度数对应的眼轴就越短。

2. 眼轴及轴性近视

眼球前面角膜中间点与眼球后面视神经和视网膜黄斑中心窝连接成一条线，这条线就称为眼轴，成年人的眼轴长度一般为 24 毫米。幼儿出生以后，角膜和晶状体逐渐停止发育，眼轴逐渐变长，使眼睛逐步由远视向正视发展，眼轴长度从刚出生时的 16 毫米左右逐渐增长，3 岁时长到 23 毫米左右，5~6 岁时儿童眼轴逐渐接近成年人的眼轴长度。

从远视向正视化发展过程中，如果眼轴长度增长过快就会过早丧失远视储备，并逐步变成近视，所以眼轴长度可以作为判断近视增长幅度的重要指标。

轴性近视就是指角膜和晶状体等屈光程度基本不变，眼轴长度超出正常范围造成的近视。正常人的眼轴长度为 24 毫米，“眼轴每增长 1 毫米，就会产生 200~300 度的近视”[①]。

对于轴性近视来说，近视度数越高，眼轴越长。

① 罗勤. 儿童“近视救星”：低浓度阿托品[J]. 家庭医学，2024(3)：8-9.

四、假性近视和真性近视

同样是看不清远处的物体，但由于性质不同，人们又把近视分为假性近视和真性近视两种。

1. 假性近视

假性近视是指一段时间内眼睛长时间看近处的物体造成眼部肌肉紧张，致使睫状肌和晶状体无法自动调节焦距，难以看清远处的物体，多数是青少年儿童一段时间内长时间写作业、看电子产品等造成的。假性近视是功能性近视，通过阿托品眼药水点眼散瞳后近视症状消失，还能恢复成正视状态[①]。

2. 真性近视

发生假性近视以后，如果还不注意科学用眼，继续长期等近距离不科学用眼，就会导致眼球出现结构上的变化，眼轴在睫状肌的拉扯之下逐渐变长，成为真性近视。真性近视采用阿托品药水滴眼后度数没有降低或者降低度数小于 50 度[②]，仍然无法回到正视状态。

真性近视使用散瞳药物后无法回到正视状态，因而判断假性近视和真性近视的标准是晶状体变形的恢复，和具体的

---

① 郭秉宽. 中国医学百科全书：眼科学[M]. 上海：上海科学技术出版社，1985：43-144.

② 吴京. 近视成“国病”：儿童青少年近视该如何正确防治[J]. 家庭医学，2017（7）：22-23.

近视度数没有直接关系。也就是说学生短时间内视力度数降到 4.7 可能是假性近视,长期在 4.8 也可能是真性近视。

也有专家不认同假性近视的概念。四川省攀枝花市攀钢集团密地职工医院张中奇认为“假性近视与近视间的转变机理不明,近视的加深程度往往在青少年发育期内,若参照睫状肌痉挛导致近视发生的理论,用阿托品类药物去阻断其演变过程,结果收效甚微”[①]。同时,张中奇认为,假性近视不“假”,假性近视从名称上容易让家长忽视孩子不科学用眼导致的危害,不利于保护孩子视力健康。

事实上,假性近视的确与真性近视有所不同,但也是真性近视的前期阶段。在目前中小学生课业负担较重且电子产品使用时间较长的情况下,眼睛即使短暂处于假性近视的阶段,一般情况下,也很快就会变成真性近视。

五、单纯性近视和病理性近视

1. 单纯性近视

单纯性近视主要是由于不科学用眼导致的近视,到青少年后期发展到一定程度后近视度数保持相对稳定,一般在 600 度以下。

---

① 张中奇. 用阿托品类药物治疗假性近视三年效果评价[J]. 中国学校卫生,1999(5):370.

单纯性近视根据近视度数,可以分为以下三类。

轻度近视:一般指近视度数小于 300 度,也叫低度近视。

中度近视:指近视度数在 300~600 度。

高度近视:近视度数高于 600 度。

2. 病理性近视

病理性近视发展快,青春期以后多数在 600 度以上,同时还伴有豹纹状眼底、黄斑出血、视网膜病变等。

一旦近视超过 500 度或者眼轴超过 26 毫米,黄斑病变和视网膜脱落发生的风险呈指数增加。只有降低学生近视程度,才能有效降低高度近视造成的并发症风险。中国中医科学院眼科医院副院长、中华中医药学会眼科分会主任委员亢泽峰介绍:“在 18 岁之前把近视控制在 600 度以内,能有效降低 74%的白内障、67%的青光眼、99%的黄斑病变和 98%的视网膜脱离。”①

六、近视发生发展的年龄特点

北京大学第九临床医学院金恩忠等研究发现,一年级到二年级、四年级到五年级近视发展速度最快。随着年龄增长,小学生视力不良率逐年升高,视力水平不断下降。“6 至 7 岁

① 张曼玉. 防近视? 你需要管控孩子的远视储备[N]. 中国青年报,2021-06-09(8).

和 10 至 11 岁是近视发展最快的阶段，是近视防控的重要监测点。”①

6 至 7 岁是小学一、二年级，小学生开始每天看黑板听老师讲课。与幼儿园孩子相比，一、二年级小学生课堂听课过程中“长时间同角度等近距离看小物体”的时间显著增加。加上接近一半的 6 岁幼儿在幼儿园就已经失去了远视储备，到了小学一、二年级，在等近距离用眼时间增加的情况下，视力很快就从正视变成近视。10 至 11 岁一般是小学四、五年级，除了语文、数学以外，还增加了英语学科，书面作业时间也开始逐渐增加，加上部分学生会参加各种辅导班，课堂听课以及课后作业过程中“长时间同角度等近距离看小物体”时间更长，所以也是近视发展加快的时间。

在一、二年级的时候，书面作业较少，“长时间同角度等近距离看小物体”的时间仍然相对较短，如果家长和老师有意识地做好近视防控工作，近视防控的效果相对比较明显。随着年级升高，书面作业内容增加、时间延长，近视防控效果就不明显了。所以要尽可能抓住一、二年级学生课业负担相对较轻的时间，尽最大可能保护孩子的视力，有效延缓孩子近视发生的时间，最大限度降低孩子高中毕业时的近视度数。

① 金恩忠，肖林，张拓红，等. 北京市小学生视力及眼球发育情况追踪调查[J]. 中国公共卫生，2013(1)：38-41.

一般来说，近视度数越高，发生黄斑病变、视网膜脱落等疾病的风险越大。但发生眼部疾病的风险并不仅限于高度近视患者，正如“Flitcroft 等简述的那样，没有所谓安全的近视水平”[①]。近视度数越低，越有利于保护眼睛健康，减少眼部疾病的风险。同时，眼睛近视度数越低，假设将来要做近视激光手术的话，安全性就越高，矫正后的视力也越好。因此，近视防控越早越好，控制度数越低越好。

第三节 高度近视的危害

300 度以下的近视为轻度近视，300~600 度的近视为中度近视，600 度以上的近视称为高度近视。

一般来说，近视度数每增加 250~300 度，眼轴长度增加一毫米。高度近视由于眼轴增长，会出现眼球突出的现象，容易引起眼底组织进行性损害，如黄斑出血，视网膜、脉络膜萎缩以及周边视网膜变性等，发生多种并发症如视网膜脱落、黄斑病变、白内障以及青光眼等，引起明显的视力损害和致盲。

成年后患高度近视的风险与近视发生的起始年龄高度相关。近视年龄越早越容易发展成高度近视，多元回归分析的

① 魏瑞华，张红梅，刘盛鑫，等. 加强我国儿童青少年近视的科学预防与控制[J]. 眼科新进展，2023，43(1)：1-6.

结果表明,“7或8岁发生近视的风险高于50.0%,9岁的风险约为30.0%,10岁约为20.0%”[①]。近视年龄越晚,成年后发展成高度近视的概率越低。

由于近视度数越高越容易出现各种并发症及致盲,会对个人生活造成严重影响,也不利于社会生产的正常进行。因此,必须做好近视发生发展的早期预防和控制工作。

一、高度近视容易出现三大并发症

高度近视不仅仅是眼睛看不清远处的事物,重要的是随着近视度数越来越高,常会引起飞蚊症、黄斑出血和视网膜脱离等三大并发症,近视的度数越高,发生视网膜脱离的危险就越大。“视网膜脱离和黄斑萎缩是高度近视致盲的两大原因”[②]。

1. 飞蚊症

飞蚊症也叫“飞蝇症”,主要症状就是眼前有小黑点或者点状、条状的飘浮物不断飞舞、闪烁,在明亮、白色背景的衬托下,这种症状会更加明显。飞蚊症包括生理性和病理性两种情况,生理性飞蚊症主要指由玻璃体液化引起但没有病理性

---

① HU Y, DING X, GUO X,等. 近视发病年龄与成年后高度近视的风险相关[J]. 中国学校卫生,2020,41(12):1775.

② 马秀峰. 高度近视者要小心并发症[J]. 求医问药,2006(12):22-23.

变化,一般不影响视力,不会严重损伤视力。病理性飞蚊症一般由眼底病变引起,如视网膜脱离、裂孔和玻璃体积血等。发生病理性飞蚊症需要及时就医,否则可能会产生不可逆的视力损伤。

除了40岁以上中老年群体因为眼睛玻璃体出现不同程度的液化导致飞蚊症以外,高度近视的青年群体也容易患飞蚊症。

2. 黄斑出血

高度近视患者由于眼球前后径不断增长,使眼球壁受到的牵拉力量越来越大。黄斑区的血管受到牵拉等导致破裂,就会造成黄斑出血,患者会感觉眼前有一块黑影挡住视线,视力受到损害。有些患者的黄斑会出现异常新生血管,反复破裂,严重损害患者视力。

3. 视网膜脱离

这是一种比较严重的高度近视并发症。"高度近视最常见的并发症是视网膜裂孔,它是视网膜脱离的主要原因。36例患者72只眼中,3例6只眼发现视网膜裂孔,并发率为8.33%。"[①] 高度近视患者随着近视度数不断升高,眼轴前后径逐渐变长,但视网膜和脉络膜不能相应变长,从而导致眼球后

① 魏丽媛. 高度近视患者并发视网膜裂孔的调查[J]. 中国校医, 2001, 15(4): 296.

部的视网膜和脉络膜会受到牵引导致视网膜、脉络膜变形。视网膜变形到一定程度就容易发生视网膜裂孔，导致视网膜脱离。另外，高度近视患者剧烈运动或者头部遭受突然打击，也会使视网膜破裂。视网膜出现裂孔，就容易造成视网膜脱离。高度近视患者疲劳过度或者干力所不能及的重活也容易引起视网膜脱离。

需要重视的是，视网膜损伤往往不可完全逆转。

除了上述三类并发症以外，高度近视还会引发青光眼等疾病。眼压又称眼内压，是眼球内容物对眼球壁侧压力的总称，高度近视人群眼压高于正视眼。流行病学研究证实，“青光眼与近视之间存在密切关系，高度近视眼压波动每升高1 mmHg（1 mmHg=0.133 3 kPa），青光眼病程中视野缺损危险增加31%”①。

二、青少年高度近视还会影响心理健康

高度近视学生不仅在生活和学习中遇到很多不方便，还会受到个别学生的嘲笑、讽刺等，产生社交焦虑，增加心理负担。高度近视学生家长往往也会在孩子高度近视和学习任务日益加重的现实中难以选择，这种情绪也会传导给孩子，影响

① 王成浩，何辉，熊开宇. 不同强度有氧运动对中高度近视女大学生眼压的影响[J]. 中国学校卫生，2019，40（8）：1254-1257.

孩子面对高度近视的心态。

河北联合大学心理学院刘晓玲等人通过对部分高中生的SCL-90各因子情况分析后发现，“躯体化、强迫症状、人际关系、抑郁、焦虑、敌对、恐怖、偏执、精神病性九因子中，除了躯体化外，其余各因子高度近视组都明显高于中低度近视组”[①]。高度近视的高中生中J型人格较多，心理负担比中低度近视学生更重。

三、高度近视影响大学专业选择

很多高中生高考结束在选择大学专业填报志愿时，发现很多专业明确要求视力不能低于一定标准，这就意味着很多视力受限学生的职业梦想还没开始就已经破灭了。

教育部《普通高等学校招生体检工作指导意见》的规定如下。

（1）裸眼视力任何一眼低于5.0者，不能录取的专业如下。本科专业：飞行技术、航海技术、消防工程、刑事科学技术、侦察。专科专业：海洋船舶驾驶及与以上专业相同或相近的专业（如民航空中交通管制）。

（2）公安普通高等学校招生身体条件，左右眼单眼裸视

① 刘晓玲，李丽娜，苑杰，等. 高度近视和中低度近视高中生人格特征及心理健康比较研究[J]. 眼科新进展，2012，32（10）：963-965.

力，理科类专业应在 4.9（0.8）以上，文科类专业应在 4.8（0.6）以上。（出自《普通高等学校招生体验工作指导意见》）

（3）裸眼视力任何一眼低于 4.8 者，不能录取的专业如下。本科专业：轮机工程、运动训练、民族传统体育。专科专业：烹饪与营养、烹饪工艺等。

（4）屈光不正（近视眼或远视眼，下同）任何一眼矫正到 4.8 镜片度数大于 400 度的，不宜就读海洋技术、海洋科学、测控技术与仪器、核工程与核技术、生物医学工程、服装设计与工程、飞行器制造工程。专科专业：与以上相同或相近的专业。

（5）一眼失明另一眼矫正到 4.8 镜片度数大于 400 度的，不宜就读工学、农学、医学、法学各专业及应用物理学、应用化学、生物技术、地质学、生态学、环境科学、海洋科学、海洋技术、生物科学、应用心理学等专业。

只有视力健康才能更自由地选择大学专业，规划自己的未来，如果中小学生在上学期间没有科学用眼、更好地保护自己的视力，未来的职业选择会受到很大影响。

四、高度近视患者注意事项

1. 定期到医院做眼部检查

视网膜脱离是高度近视患者致盲的主要原因。要想避免这种情况出现,高度近视患者要定期进行常规眼科检查。无论有没有眼部病史和症状,至少每年(最好每半年)到正规医院散瞳详细检查眼底一次,以便早期发现视网膜裂孔并及时进行治疗。

如果高度近视患者突然出现视力减退或者自觉眼前有固定黑影遮盖,特别是有雷电一样的闪光感,应尽快找眼科医生检查,及时手术治疗,这可能是视网膜脱离或者黄斑出血等病症的前兆。

2. 高度近视患者不要献血

《供血者健康检查标准》并未规定高度近视患者不可以献血。但是,为了高度近视患者的身体健康,采血员一般不建议高度近视患者献血。

高度近视患者眼球变长导致眼部血管变得更加纤细,在大量失血的情况下,容易造成眼底血管痉挛、眼底暂时性缺血,导致已经病变的视网膜出现裂孔诱发视网膜脱离等严重疾病,因此,一般不建议高度近视患者献血。

3. 高度近视患者术后也要注意不能做剧烈运动

以前没有激光手术,高度近视患者一般裸眼视力都比较差,不方便参加打篮球、骑马、跳水、拳击等剧烈运动。现在由于激光手术大面积推广,一些高度近视患者手术后也能恢复到裸眼 1.0 以上,不戴眼镜也能参加这些活动。但眼科医生一般不建议高度近视患者术后参加这些剧烈运动。主要原因是高度近视患者眼角膜一般比正常人薄，做过近视眼激光手术以后角膜更加脆弱，遇到外力撞击容易发生视网膜脱离和眼球破裂甚至失明，给患者带来终生痛苦①。

第四节　干眼症的成因、危害及预防

干眼症过去多发于中老年人，现在青少年甚至幼儿长时间使用手机、平板电脑等电子产品，加上过重的课业负担，导致其发生干眼症的比例也在提高。

一、什么是干眼症

干眼症是指由多种原因导致的眼表疾病，如泪液的质、量或者动力学异常等都会导致泪膜稳定性下降或者眼表微环境失衡，造成眼部产生多种不适感和视功能障碍，主要表现为眼部有干涩感、灼烧感和异物感等。

人们在日常生活中长时间不科学用眼也会出现眼睛干涩难受的现象，这种暂时性的眼睛干涩不是干眼症，仅是一种眼部不适的症状，一般在休息之后就会得到显著缓解。干眼症作为一种慢性眼表疾病，除了眼睛感到干涩以外，还有眼红、

① 陶海. 高度近视患者术后不宜剧烈运动[N]. 科技日报，2006-06-05(12).

刺痛以及灼烧感等，这些症状即使充分休息一般也不会有明显改善。

据北京市眼科研究所副研究员刘宏伟介绍，随着人们对干眼症研究的逐渐深入，已从“泪液缺乏”的概念转为“眼表病变”的理论，但“患干眼症的人数与日俱增，而治疗却越来越难，原因是人们对干眼症的发病机理还没完全弄清，因此治疗没有针对性”①。

随着短视频以及电脑游戏的广泛传播，许多青少年学生长时间不间断使用手机、平板电脑等电子产品。在使用电子产品过程中，他们注意力高度集中，眼睛一眨不眨，双眼紧盯着屏幕，眼角膜长时间暴露，泪液蒸发不能随着眨眼及时得到补充，这样长时间用眼必然会损伤眼睛健康，容易出现眼睛视物模糊、视力下降、眼睛刺痛等不良感觉。

首都医科大学附属北京天坛医院刘翠芳提出，目前，“眼表健康问题已经引起眼科界及社会的关注，并提出了视屏终端性眼病，也叫 VDT 综合征、技术紧张性眼病，是由于长时间使用计算机、手机、平板电脑等终端屏幕，影响眼睛和身心健康所产生的一组疾病，如眼部症状有眼干、视力疲劳、视物模糊等”②。眼表不健康可直接引起干眼症的发生，根据我国眼

① 刘宏伟. 干眼症是炎症[J]. 保健医苑，2013(3):34-35.

② 刘翠芳. 保护青少年视力，预防干眼症[J]. 青春期健康，2023，21(18):32-33.

科门诊干眼患者就诊的情况来看，我国干眼症发病率在逐年上升，而且越来越年轻化。

如果青少年经常出现眼睛干涩的情况，一定要注意科学用眼，细心保护自己的眼睛，避免发展成干眼症。

二、干眼症的具体表现及发展趋势

顾名思义，干眼症的主要感觉就是眼睛干涩刺痛，除此之外，病人还会有视疲劳、灼烧感、视物模糊、眼中有异物感等。另外需要注意的是，干眼症病人有的也会出现常流泪现象。部分干眼症患者由于泪膜平衡受到破坏，容易刺激泪腺流泪，但流出的泪水却不能以泪膜的形式覆盖眼表滋润角膜，依然会产生眼睛干涩的感觉，所以，"常流泪也可能是干眼的初期症状"[①]。

流行病学研究显示，目前干眼症在我国的发病率为21%~30%[②]，干眼症患者总量还是比较高的。泪液分泌一般随着年龄的增长不断减少，所以干眼症患者中老年人的发病率较高。

近十几年，中小学生课业负担越来越重，加上手机、平板电脑等电子产品日益普及，我国中小学生患干眼症的比例与

① 刘翠芳. 保护青少年视力，预防干眼症[J]. 青春期健康，2023，21(18)：32-33.

② 邹智. 眼睛干涩疲劳 当心干眼症[J]. 家庭医学，2022(11)：52-53.

日俱增，干眼症低龄化现象也越来越严重，成为威胁我国中小学生视力健康的重要因素。

2019 年 11 月 11 日至 2019 年 12 月 11 日，佳木斯大学主任医师李宏教授选取佳木斯市郊区四丰联校的 389 名中小学生为观察对象，发现 231 名小学生中，患干眼症 14 例，占比 6. 06%，158 名初中生中，患干眼症 19 例，占比 12. 03 %，初中生患干眼症比例明显高于小学生，389 名中小学生整体干眼症患病率约为 8. 48%。[①]

其中，195 例男生中患干眼症的有 11 例，占比 5. 64% ，194 例女生中患干眼症的有 22 例，占比 11.34%，女性中小学生患干眼症比例明显高于男性中小学生。总体来看，干眼症发病情况女性高于男性、高年级学生高于低年级学生，这和学生近视率情况是一致的，由此可以推断，近视率和干眼症发病率有一定相关性。

三、干眼症的主要影响因素

干眼症的影响因素比较复杂，首先是年龄因素，一般年龄越大，越容易出现干眼症。其次，上海许迅教授团队发现近视率的增高往往伴随着眼表干眼症状的出现。“青少年干眼症

① 李宏，杨笑天，马利峰. 中西医结合科学干预佳木斯地区中小学生干眼症效果分析[J]. 黑龙江医药科学，2023，46(5)：60-61，64.

的病因与成人不同，除了与屈光相关外，环境因素、视频终端、隐形眼镜佩戴及屈光手术等都是高危影响因素。”①

综合来看，下面几个因素容易导致干眼症，特别是容易导致中小学生出现干眼症。

1. 长时间使用手机、平板电脑等电子产品

所谓长时间使用电子产品主要是每天使用超过 4 个小时，或者连续使用 1 个小时以上，屏幕越小、使用时间越长，越容易出现眼睛干涩、刺痛等干眼症症状。孩子长时间使用电子产品之所以容易出现干眼症症状，首先因为，孩子在使用电子产品的时候，聚精会神盯着屏幕，眨眼次数减少，泪液蒸发加快，导致出现干眼症症状。其次，孩子长时间拿着手机玩游戏看视频时，由于手机不稳定，眼睛一直处于调节焦距的状态，更容易疲劳。最后，电子产品的屏幕会产生蓝光辐射。“眼睛长时间接触蓝光辐射会产生不良影响，抑制泪液分泌，导致出现眼睛干涩等症状”②。

如果孩子经常长时间连续使用手机、平板电脑等电子产品，干眼症症状可能慢慢加重，导致真正的干眼症。

① 陈娟，金涵. 青少年干眼症与屈光不正的相关性研究[J]. 实用中西医结合临床，2022，22(1)：92-94.

② 乔羽. 眼睛也会“缺水”？带你了解干眼症[J]. 家庭医药，2024(4)：51.

2. 长时间戴隐形眼镜

隐形眼镜会阻隔泪液和角膜,角膜因为缺少泪液滋润而变干。长期佩戴隐形眼镜,容易加重干眼症症状。

3. 环境因素,如空气干燥、污染等

不良环境如空气污染、干燥、粉尘烟雾、长时间在空调房间等,都会加速泪液蒸发或刺激眼睛,导致干眼症。

4. 其他因素

眼部手术如激光近视手术、使用含防腐剂的滴眼液等,也会导致泪液分泌减少,引发干眼症。

对于中小学生来说,除了上述因素以外,近视也是导致干眼症的一个因素。2019 年 9 月至 11 月,邯郸市眼科医院王艳娜等人对邯郸市三个区 5 310 名中学生进行调查,符合眼科检查要求的有 5 006 人,其中学生干眼症检出率为 24.73%。多因素回归分析显示,除了眼部疾病史以外,“近视也是中学生干眼症的独立危险因素”①。邯郸市中学生干眼症数据高于佳木斯市中学生,可能是邯郸市中学生近视率高于佳木斯市中学生的缘故。

① 王艳娜,杜丽敏,任俊霞,等. 邯郸市中学生干眼症患病情况及危险因素分析[J]. 实用预防医学,2021,28(10):1261-1263.

四、干眼症的预防

只要明白干眼症形成发展的基本原理，就可以有效采取措施，减小青少年学生干眼症的发生概率。

1. 避免长时间使用手机、平板电脑等电子产品，并注意使用方式

对于绝大多数青少年学生来说，长时间使用电子产品是导致干眼症的重要因素。因此，在日常生活中，应该尽可能减少电脑、手机的使用，特别是避免长时间连续不间断地使用手机。年龄越小，连续使用手机的时间要越短。6 岁左右的幼儿，更要注意每次使用手机、电脑等，一般不要超过 20 分钟。中小学生连续使用手机、电脑也尽可能不超过一个小时，最好不要超过半小时。注意变换用眼角度和距离，及时望远休息眼睛。

2. 空气干燥的环境中，更要注意保护眼睛健康

夏天在空调房、冬天在暖气房间，由于空气干燥，如果使用手机、电脑等电子产品，更要注意减少使用时间，保护自己的眼睛。

3. 注意科学视物角度，保护视力健康

如果视物在人们的视线以上，人们需要抬头或者睁大眼睛才能更好地看清物体，长时间睁大眼睛，也容易造成泪液蒸发，破坏泪膜，因此，在使用手机、平板电脑时，尽量避免屏幕在视线以上，尽可能做到屏幕在视线以下 30 度左右，让眼睛处于更舒服的角度。

4. 减少佩戴隐形眼镜，日常学习生活中以佩戴有框眼镜为主

有的学生出于美观的需要，经常佩戴隐形眼镜或者美瞳，难免对眼睛造成一定程度的损伤。从健康和安全角度出发，近视以后，尽可能佩戴有框眼镜。

另外，养成良好的生活习惯，如保证充足睡眠、均衡饮食等，也有利于保护视力健康。邯郸市眼科医院王艳娜等人的研究也发现，每天的睡眠时间小于 6 小时是中学生干眼症的独立危险因素[①]。因此，在完成学业的基础上，尽量保证晚上 10 点半以前就上床睡觉，尽可能保证 8 小时以上睡眠时间，更有助于视力健康。

① 王艳娜，杜丽敏，任俊霞，等. 邯郸市中学生干眼症患病情况及危险因素分析[J]. 实用预防医学，2021，28(10)：1261-1263.

第二章　科学的近视成因理论及近视防控的基本思想

自从 1867 年德国人开始研究近视问题，到现在已有 158 年，但近视防控工作没有取得理想的效果。全世界中小学生近视率一直在增加，其中中国、日本、韩国、新加坡等特别重视教育的亚洲国家近视率更是居高不下，1997 年日本高中生近视率就已经达到 63.2%，2018 年中国大学生近视率已经高达 87%。

欧美国家近视率相对较低，但也呈上升趋势。2015 年 7 月，英国《每日电讯报》报道，最新的调查显示 23%的英国 12~13 岁孩子患近视，而在 20 世纪 60 年代，这个数字为 10%。进一步分析发现，受教育程度较高的人以及华裔近视的比率较高。20 岁以上的华裔成年人近视比例占 47%，比其他族裔都多[①]。

① 人民网. 英国：近视率 50 年来翻一番 户外活动减少是主因[EB/OL]（2015-07-20）http://world.people.com.cn/n/2015/0720/c1002-27333099.html.

任何一件事如果长期得不到有效解决，那多半是指导理论不够完善导致相应的措施办法缺乏针对性和操作性，难以取得理想的工作效果。中小学生近视防控工作长期没有取得理想的效果，主要原因也和近视成因理论不准确有关。

第一节 广泛认可的近视成因观点及分析

自从研究近视以来，人们提出了各种各样的近视成因理论。但由于近视这一特殊疾病发生在我们的孩子身上，人们不可能在大量学生身上进行破坏性试验，来验证各种近视成因观点是否正确。因此，目前世界上关于近视成因的观点和防控措施绝大多数都是各种未经证实的猜想或者假说。眼科医学界普遍认为近视具有不可逆性，也没有任何一种医疗技术手段能让已经近视并且必须每天正常上课写作业的学生视力恢复正常。我们必须重新审视关于近视的种种典型现象，提出科学的近视成因理论。

一、目前世界范围广泛认可的近视成因观点

1. 视近说

1867年，德国人经过研究提出近视成因的“视近说”，认为近视主要是由于近距离看东西时间太长导致的。曾任全国学生近视眼防治工作专家指导小组组长的徐广第教授也认为假性近视主要是由“长期紧张看近”引起的。长时间近距离用眼造成持续的睫状肌收缩和调节紧张，最终导致眼轴变长，形成近视。

浙江大学王维义教授曾经用试验证明该理论并不准确。基于这个理论，王维义教授研制开发了我国第一个预防近视的产品：防近架。学生读书写字的时候把它卡在桌子上，让学生看书写字的时候不要凑得太近。1983年，王维义教授在杭州学军小学进行了近视防控试验：一半学生用防近架，一半学生不用，进行比对试验。一个学期之后，两组结果没有明显差异！①

① 王维义. 我是如何发现经典理论缺陷的：再谈青少年近视的防治问题[J]. 小学生时代，2003(6)：61-62.

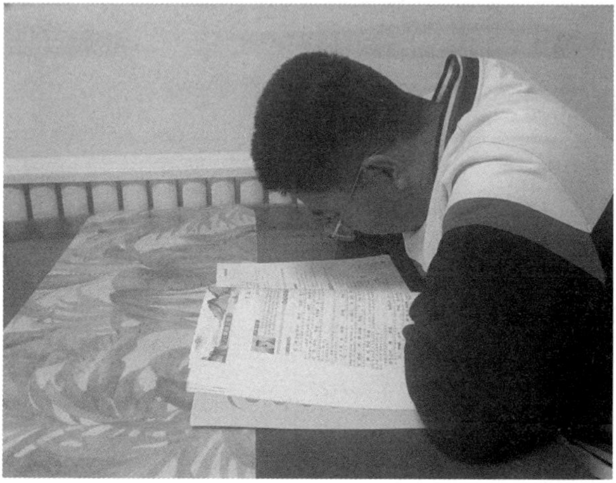

这说明视近说没有从本质上解释中小学生近视的根本原理，没有准确描述造成学生近视的基本用眼规律。另外，近和远的区别是什么，距离多少为近，多少为远，从目前看到的材料来看，没有一个明确的标准。

2. 近视遗传说

在近视防控研究中有一个流传很广的观点，即遗传也是导致近视的一个重要因素。“如果父母均为高度近视，孩子近视发生率很可能达 80%以上。”[①] 即使是注意日常用眼卫生，并对近视采取预防措施，也可能会发生近视。而若家庭中父母双方都不是近视患者，则孩子不容易发生近视，若在日常生

① 梁炜健. 名医面对面：高度近视怎么办？[J]. 现代养生，2017(2)：16-17.

活中注意用眼卫生,则发生近视的机会更低。

事实上该观点也经不起推敲。与其说近视是一种生理性遗传,不如说近视是一种家庭环境影响。没有证据表明近视患者有关视力的基因发生了可遗传的变异。作者倾向于认为,如果夫妇二人都是高度近视,多数情况下说明这两人都非常重视教育,那么,他们也会更加关注自己孩子的学习,要求孩子投入更多的时间去学习、写作业,参加各种辅导班,这才是导致高度近视夫妇孩子近视率更高的根本原因。

即使父母高度近视,如果孩子没有投入很多时间进行课堂学习和课后书写作业,那么孩子患近视的可能性仍然会很低。

关于遗传因素导致近视还有一个观点,认为近视这种疾病和种族也有一定的关系,黄色人种最容易近视,白色人种次之,黑色人种近视率最低,最不容易近视。这个观点表面上和我们看到的现象一致,好像近视确实和人的种族有关,实际上本质的原因还是和学习导致的不科学用眼时间有关。以中国、日本、韩国、新加坡等亚洲国家为代表的黄色人种高度重视教育,学生学习时间长、课业负担重,这才是黄色人种中小学生近视率高的主要原因,实际上近视应该和人种关系不大。

3. 环境说

环境说认为不良的学习环境导致学生近视。如教室灯光亮度不适合、黑板反光等都容易造成学生近视。桌椅高度与身高不匹配不仅造成学生容易疲劳、脊椎变形,同时也会导致近视的发生。

2019 年 1 月 6 日,武汉市江岸区教育局副局长杨德红做客长江日报直播间时提到,教室灯光环境是学生近视的潜在原因之一。为此,他在武汉市两会上提案,开展全市教室照明达标工程,推动教室照明标准化建设,呵护好孩子们的眼睛。其他各地两会代表多有提出此类建议。

事实上,中小学生的近视数据也不支持这个假说。以学生戴近视眼镜为判断近视情况的简易标准,根据观察,一个区县内,重点高中高一新入学学生戴眼镜的比率在 90%左右,普通高中的学生戴眼镜的比率在 60%左右,中等职业学校的学生戴眼镜的比率在 30%左右。

这三类学习质量不同的学生在初中阶段学习时,教室中的光学环境基本一致,但由于投入学习的时间不同造成近视程度不一样,也就是说灯光、课桌和黑板等环境因素不是造成学生近视的主要原因。

4. 阳光下户外运动预防近视说

关于近视防控还有一种流行观点,认为阳光下户外运动能预防近视。新加坡 6~7 岁的儿童 30%左右患有近视，而这一比例在澳大利亚只有不到 2%。两国的孩子花在阅读、看电视和打电子游戏上的时间基本相同，但户外运动时间却差别很大。新加坡儿童每天和阳光亲密接触的时间平均只有半小时，而澳大利亚孩子每天会在户外玩上 2 个小时。广大近视防控专家据此认为，保证学生足够的户外活动时间对预防近视效果显著[①]。

根据这个现象，很多专家和人大代表都在呼吁保证中小学生每天两小时在户外阳光下运动，认为可以有效预防学生近视。

事实上，这个观点也经不住推敲。作者认为对学生视力起保护作用的不是阳光下户外运动时间，而是户外运动时远距离用眼代替作业过程中近距离用眼对视力有保护作用。不是澳大利亚孩子户外运动时间高于新加坡孩子导致澳大利亚孩子不近视，而是新加坡孩子课堂学习时间与课后作业过程中不科学用眼时间大大高于澳大利亚孩子，这才导致新加坡孩子近视率过高。

阳光下户外运动时间只是一个表象，背后的课堂学习、课后作业时间较长和大量使用电子产品等近距离用眼活动才是导致学生近视的根本原因，只要用长视距运动如射箭、打羽毛

① 周吉超. 每天户外两小时方可防近视[N]. 健康报，2018-03-14(4).

球等代替近距离用眼活动，不管是室内还是室外，都有助于学生视力保护。

5. **睡眠不足导致近视说**

一些眼科专家认为，眼部自主神经，即交感和副交感神经的功能失调，是引起近视眼的病理基础。“睡眠时间不足是造成眼部自主神经功能紊乱的首要因素。”① 眼睛实质上是大脑组织的延伸部分，故大脑得不到充分休息就必会影响眼睛的健康。与每天睡眠时间少于 6 小时的学生相比，睡眠时间越长，近视发展程度越低。

与运动时间一样，睡眠时间过少其实是学生课业负担过重的间接反映。只要不是长时间学习、写作业及使用手机、平板电脑等电子产品，睡眠时间少于 6 小时并不必然造成近视。

另外，还有各种各样的关于近视成因的猜测。如有的专家认为，“每周喝一次及以上的含糖饮料是近视的危险因素，每天摄入新鲜水果蔬菜是近视的保护因素”②。“青少年近视发生发展与每日是否饮用牛奶有关——适当饮用牛奶可以补充蛋白质从而维持体内钙的代谢通路正常——降低青少年近

① 刘晓兵. 儿童近视预防体会[J]. 中国误诊学杂志，2010，10(4)：847-848.

② 刘盛鑫，席薇，崔庭凯，等. 天津市小学生生活方式与近视关联研究[J]. 健康教育与健康促进，2021，16(6)：598-601.

视患病率。”①

合理饮食有利于促进学生身体健康，但要说对保护视力有直接的作用，没有看到有价值的数据信息。

二、近视成因理论研究不准确的根本原因

近视成因理论研究不准确的根本原因在于近视研究和防控主体是眼科医生。医生研究病因的思路就是遗传、环境、饮食、运动、睡眠等，所以眼科医生研究中小学生近视成因也是从遗传、环境、睡眠、饮食等因素入手，而广大中小学生近距离用眼的主要活动就是课堂听课、课后作业和使用电子产品等，医生不了解学生在课堂学习和课后作业过程中的用眼情况，所以没有提出准确完善的近视成因理论，也无法提出更有针对性、容易操作的近视防控措施。

空军青少年航空学校培养空军后备力量的工作恰好说明了目前近视成因理论不准确、近视防控措施针对性、有效性不足这一问题。

为保证更多视力健康、学业优良的青年才俊参加中国空军飞行员选拔，2015 年，经教育部、公安部和总政治部批准，从 2015 年起在山东、湖南、四川等 11 个省份，依托各省优质

① 王海营. 永州市青少年近视发生发展的相关因素分析及“互联网+”青少年视力健康动态跟踪监测平台的构建与应用[J]. 中国处方药，2021，19(12)：138-141.

高中建设16所空军青少年航空学校，每年共招收1 000名应届初中毕业男生，视力要求按空军“C”型视力表双眼裸视力均达1.0（E型表5.1）以上，且未做过激光手术、没有佩戴角膜塑形镜（史），中考成绩须达到重点高中分数线以上。高三毕业参加空军招飞选拔检测，只要双眼裸眼视力均在0.8以上即可。

青少年航空学校实行模拟军队管理模式，学生统一着装，在校食宿。特级教师、省市教学能手等名师授课、“小班化”教学，空军定期组织眼科专家到学校宣讲近视防控知识。

这大概是中国教育科学研究和近视防控研究历史上最严格、最科学的一次试验。空军和地方的近视防控指导专家依据现有的近视防控理论指导学校做好近视防控工作，严格控制导致学生近视的各种相关变量，持续三年验证近视防控试验效果。

三年时间内，这1 000名聪明过人、成绩优秀、视力遗传基因强大的初中毕业生，按时做眼保健操，军事化管理，不能使用手机、平板电脑等电子产品，教室配备最好的灯具、课桌等硬件条件，科学饮食均衡营养、按时作息保证睡眠，每天积极参加各种体育锻炼。

尽管空军按照目前眼科专家关于近视的各种理论最大限度保护这部分精英学生的视力健康，且预留了0.2的视力下降空间，但最后参加招飞选拔检测，被淘汰的最主要因素仍然是近视。2018 年，空军青少年航空学校首批 1 000 名高三毕业生中，只有 379 名拿到空军航空大学的录取通知书。

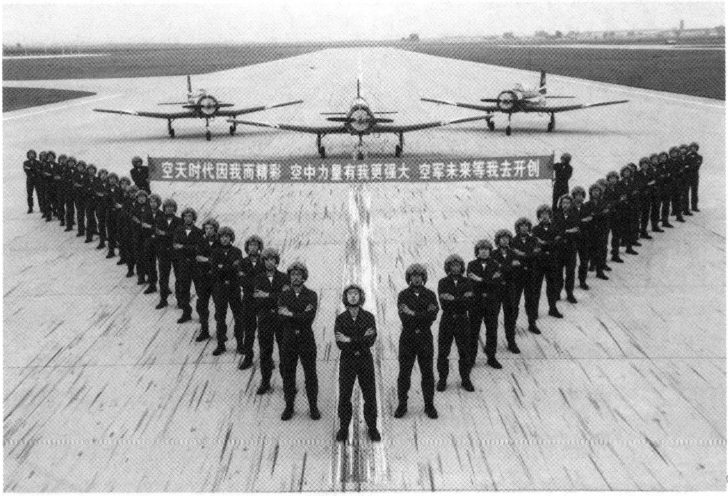

①

高中三年，因近视原因落选的学生单眼视力至少下降 0.3，达不到空军招飞不低于 0.8 的最低标准。从透露的这几个数据来看，在严格做好各项近视防控措施的情况下，基本可以确定空军青少年航空学校的学生每年近视增加的速度不仅不低于普通学校，甚至远远超过 11 岁这个山东省中小学生近视率增长最快的年龄段，山东省中小学生 11 岁年度近视率增

① 节选自 2021 年度山东、河南两省空军招收飞行学员简章。

长 9.3 个百分点。[1]

中国空军青少年航空学校的事实说明:从本质上来讲,中小学生近视与学生学习和课业负担情况高度相关,与遗传、饮食、运动时间等因素关系不大,在学生学习环境中灯光、课桌符合国家标准的情况下,近视和灯光、课桌也没有直接的关系。

根据现有的近视成因理论和防控措施,航空学校学生视力遗传素质优秀,不能使用手机、平板电脑等电子产品,保证睡眠和阳光下户外运动时间,视力依然大面积下降。高中课堂老师讲课时间更长、作业更多,才是导致青少年航空学校学生近视率增加速度更快的根本原因。也就是说,如果青少年航空学校课堂教学中切实推进小组教学,课后作业过程中 30 分钟左右休息望远 1 次,以等远距离聚焦用眼强化保护视力,同时重点奖励任教班级学生视力优异的班主任和学科教师,航空学校毕业生近视率会大幅度下降。

当然普通中小学生用眼状况更加复杂,导致近视的原因更多,需要提出科学的近视成因理论,设计更有针对性的措施,才能更好地保护学生视力,提高近视防控效果。

① 张桂菊,贾挺,郑向艺,等. 2013 年山东省中小学生体检近视情况分析[J]. 中国卫生统计,2015(4):735-736.

第二节　近视发生发展的自适应理论

“万物得其本者生，百事得其道者成。”我国中小学生近视防控工作从1960年教育部发布第一个近视防控文件以来，已经持续开展65年了，但近视防控效果一直不理想。特别是近30年来，中小学生近视率持续攀升，2008年就已经高居世界第一。适龄青年近视率之高、近视程度之严重致使国防部2003年以来至少七次下调征兵视力标准，严重危及民族未来和国家安全。

中小学生近视防控工作几十年来一直没有取得显著成效，原因是多方面的，但其中主要原因是没有提出科学的近视成因理论并确定主要影响因素，进而提出科学有效、容易操作的近视防控措施，所以“事不成”。

因为对近视成因理论研究不够，所以目前各级教育部门出台的近视防控措施仍然以要求减轻课业负担、改善光照环境、加强运动、督促学生做眼保健操等为主。但从实际情况来看，效果并不明显。

研究近视防控必须意识到一个问题，那就是青少年正常用眼看东西不会导致近视。不管近视的还是不近视的孩子，除了闭着眼睛睡觉的时间以外，都在睁着眼睛看东西。正常用眼看东西不会导致近视，不科学用眼才会导致近视。

由于青少年近视的形成过程时间比较久，人们又不可能在孩子身上做破坏性试验来验证关于近视的各种猜想，所以我们只能从近视发生发展较快的中小学生身上的一些突出现象来确定孩子不科学用眼的状态，归纳出导致青少年近视的基本规律。

一、中小学生近视六大现象与基本推论

1. 6 岁幼儿远视储备过快消耗

正常情况下，6 岁幼儿应该有 150~200 度的远视储备，但目前幼儿远视储备消耗过快，近几年的调查数据表明，一半左右的 6 岁幼儿远视储备过早消耗，且男孩远视储备不足患病率高于女孩。

6 岁以下幼儿不科学用眼活动主要是使用手机、平板电脑等电子产品，长时间读书以及部分幼儿过早学习弹钢琴、绘画等，这些近距离用眼活动消耗了幼儿宝贵的远视储备，使幼儿更容易近视。

2. 义务教育阶段学生近视发展有明显的性别差异，女生明显高于男生

根据教育部《2018 年国家义务教育质量监测——数学学习质量监测结果报告》和《2018 年国家义务教育质量监

测——体育与健康监测结果报告》，四年级男生近视率为35.7%，女生近视率为41.7%，八年级男生近视率为63.3%，女生近视率为75.1%。

镇江市疾病预防控制中心鲍务新等人的调查也发现，江苏省学生近视率女生高于男生，且近视率随着学习阶段的上升呈显著上升趋势。同时，他们还发现学生每天用电脑时间、看电视时间与近视发生无统计学意义[①]。

与男生相比，女生课堂上更认真听讲和课后长时间写作业应该是导致女生近视率高于男生的重要因素，这也是为什么小学、初中阶段，学习好的学生中女生明显多于男生的重要原因。从群体来讲，男生和女生在视力遗传素质、饮食结构、生活环境方面没有显著的差别，因此遗传素质、饮食结构、生活环境不是导致学生近视的主要原因，甚至不是导致学生近视的重要原因。

在学生课堂学习和课后作业时间较长、使用手机电脑时间较短的情况下，学生使用手机电脑的时间对学生近视影响相对较小。但如果学生长时间使用手机、平板电脑等电子产品，也会对学生视力健康产生重要影响。

① 鲍务新，杨建文，姜洪方. 江苏省2311名中小学生近视状况及相关因素分析[J]. 江苏预防医学，2010，21(5)：53-55.

3. 城市学生近视率显著高于农村学生

教育部《2018年国家义务教育质量监测——数学学习质量监测结果报告》和《2018年国家义务教育质量监测——体育与健康监测结果报告》显示，四年级城市学校学生近视率为46.6%，农村学生为30.4%，八年级城市学校学生近视率为76.6%，农村学生为60%，两个年龄段城市学校学生分别高于农村学校学生16.2个和16.6个百分点。

淄博市临淄区人民医院眼科陈健等人的研究同样认为，学生视力不良率城区明显高于农村，都市化程度与视力不良比率之间存在正相关①。

事实上，城市学校、家庭中的灯光、课桌椅等设施比农村学校、家庭中的质量更好，但学生近视率反而更高。主要原因是绝大多数城市家长对孩子期望值更高，对孩子学习要求更严格，城市学生需要花更多时间写作业、参加各种辅导班。也就是说，长时间写作业、参加各种辅导班才是城市学生近视率高于农村学生的重要因素。学习环境中的灯光、课桌椅等条件不是学生近视的重要原因。

4. 学习成绩高的学生近视率显著高于学习成绩低的学生

浙江省椒江人民医院眼科叶正辉等人研究发现，1995年

---

① 陈健，刘先利. 淄博市2008年中小学生近视发病情况调查[J]. 中国煤炭工业医学杂志，2010(2)：269-270.

入学的同一所高中第一学期学习艺术的特长班和学习文化课的普通班近视率分别为41.5%和43.7%，二者差异无显著性意义。1998年，高三毕业时特长班和普通班近视率分别为57.5%和77.2%，二者差异有显著性意义[①]。普通班学生学习三年文化课后近视率显著高于学习音乐美术的特长班学生，原因主要是普通高中班学生平时作业多，课外活动时间较少。而艺术特长班学生文化课作业较少，约有一半时间要进行专业训练，所以近视增长速度更慢。

广州市花都区教育局唐圣权等调查2012年花都区学生近视情况发现，该地区高分升入普通高中的初中毕业生近视率为75.2%，低分升入职业学校的初中毕业生近视率为25.8%[②]。

学习成绩低的学生玩电脑游戏、用手机的比例高于学习成绩高的学生，但近视率反而低于学习成绩高的学生，这说明玩电脑、看手机不是导致绝大多数中小学生近视的主要因素，课堂上长时间看黑板听老师讲课和课后长时间写作业才是导致学生近视的主要因素。

---

① 叶正辉，朱才根. 不同课程设置与近视患病率的关系[J]. 眼视光学杂志，2001，3(4)：207.

② 唐圣权，唐湘华. 义务教育“制造”近视或将导致获得性遗传[J]. 西部素质教育，2015(10)：14-15.

5. 同一学校同一年级平行班之间近视率有显著差距

2021 年 3 月，某市一所农村中学组织视力检测，近视筛查 4 个年级共 21 个班级 879 人，有效筛查学生 861 人。该初中各年级平行班之间近视率有显著差别，差距最高达 30.55 个百分点。

六年级 2 班近视率最高，为 60.42%，3 班近视率最低，为 52.17%；七年级 1 班近视率最高，为 78.38%，3 班近视率最低，为 58.33%；八年级 6 班近视率最高，为 82.93%，3 班近视率最低，为 52.38%；九年级 3 班近视率最高，为 81.40%，2 班近视率最低，为 69.77%。

2021 年 9 月，某市一所农村小学组织学生进行视力检测。四年级 1 班近视率最高，为 55.56%，2 班近视率为 22.86%，3 班近视率最低，为 13.51%，4 班近视率为 44.44%。

该小学四年级 1 班近视率最高，当然 1 班学生学习成绩也最好。同一小学同一年级平行班之间近视率差距竟然高达 42.05 个百分点。

学校各年级平行班之间灯具、课桌等硬件设施相同，这再一次说明灯光、课桌等因素不是导致学生近视的重要因素。同一学校同一年级平行班之间，学生遗传素质、家庭条件、饮食结构等因素相对一致，说明遗传、饮食等因素也不是导致中小学生近视的重要因素。

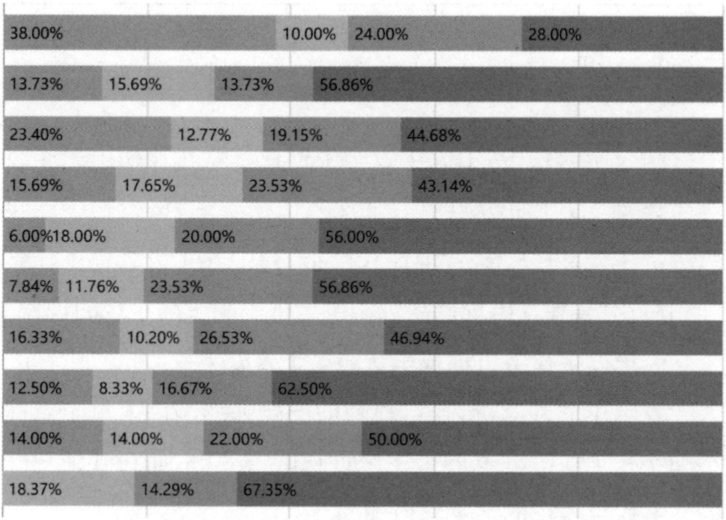

上图为某地城区学校初中二年级学生近视率，第一行近视率最低的班级 62%（10%+24%+28%），最下面一行近视率最高的班级学生 100%（18.37%+14.29%+67.35%）近视。初中新生平行分班，近视率基本一致。不同班主任管理不到两年，平行班之间学生近视率最高相差接近 40 个百分点。

在课堂教学模式基本一致的情况下，由于不同班主任管理严格程度不同，造成学生课业负担显著差别，也就是说班主任及任课老师的教学方式与管理方式造成的学生课业负担不同才是造成同一年级不同班级近视率差别显著的重要原因。

学生年级	初中一年级	初中二年级	初中三年级	初中四年级
学生近视率	55.91%	68.72%	64.82%	75.36%

同一所学校，初中二年级学生近视率竟然比初中三年级学生还高 3.9 个百分点。后来深入访谈发现，该校初中二年级级部主任 40 多岁，管理比较严格，初中三年级级部主任管理相对宽松，导致出现低年级学生近视率高于高年级的现象。

6. 民办学校学生近视率普遍高于公办学校

方陵生老师发现，在以色列的一些强调阅读大量宗教课本的学校里 14~18 岁的男生患近视的占 80%，而在其他一些公立学校里近视的学生只占 30%①。

2020 年，华东师范大学国家教育宏观政策研究院吴晶等人在全国各省市选取省会城市、地级市和县级市的小学、初中、高中开展近视专题调研。数据显示，民办学校的学生近视比例（74.0%）比公办学校（55.7%）高 18.3 个百分点②。民办学校学生的近视率显著高于公办学校。

民办学校学生家庭经济条件普遍好于公办学校的学生，他们的生活条件和家庭学习条件更好。多数民办学校为了提高学生学习成绩以便吸引优质生源，普遍加大作业量、延长学

① 方陵生. 近视原因新探[J]. 科学与文化，2005（3）：14-15.

② 吴晶，李廷洲，葛亮. 近视！近视！[N]. 中国青年报，2021-02-22（8）.

生学习时间，这才是民办学校学生近视率普遍高于公办学校的主要原因。

二、基于学生近视六大现象提出近视发生发展的自适应理论

从中小学生近视发生发展的六个现象来看，表面上孩子近视和学习成绩、性别、所在区域以及学校性质等方面有关，实质上是和中小学生使用电子产品的时间、学习方式以及课业负担等显著相关，根本上是和中小学生不科学用眼时间高度相关。

结合作者十几年推进小组教学和近视理论研究来看，目前主流的近视成因理论“长期紧张看近”的表述并没有准确反映学生在课堂学习、课后作业与使用电子产品等过程中的用眼状态，少年儿童近视主要是眼睛适应“长时间同角度等近距离看小物体”这一不科学用眼方式导致的，是眼睛对不科学用眼行为适应的结果。

正常眼睛看合理范围内较近处的物体时，角膜、晶状体会自动调节使本来落在视网膜后面的物像落在视网膜上。看较远处的物体时，角膜、晶状体会自动调节使本来落在视网膜前面的物像落在视网膜上。

当正常眼睛“长时间同角度等近距离看小物体”时，角膜和晶状体会一直调节处于紧张状态，使本应该落在视网膜后面的物像落在视网膜上，长期下去，角膜曲率变大或者晶状体变厚屈光能力加强形成屈折性近视，或者眼轴逐渐变长形成轴性近视，使本来应该落在视网膜后面的物像恰好落在视网膜上，不科学用眼时间越长，近视度数越高，角膜和晶状体折光能力越强，眼轴越长。当人们再看远处的物体时，远处物体的物像落在视网膜前面，人的眼睛就看不清远处的物体了。

“长时间”主要是指连续“同角度等近距离看小物体”的时间较长，而不是科学用眼的时间。每个人除了睡觉时间以外都在用眼，只要不是连续“长时间同角度等近距离看小物体”，用眼时间再长一般也不会近视（遗传、疾病导致的近视除外）。孩子年龄越小，眼睛调节能力越强，同样的不科学用眼时间对孩子视力影响越大。

“同角度”主要是指在较长时间用眼、眼睛感到累的时间段内用眼角度不变，比如连续半小时以上用眼时间内用眼角度几乎不变，这种情况主要是发生在课堂听课、课后作业、学弹钢琴以及玩手机、平板电脑和看电脑电视时。

“等近距离”是指学生在使用电子产品、课堂听课、课后作业等用眼睛看东西的过程中，都是视物距离不变且相对较近的距离。以学生课堂听课为例，学生不管坐在教室第一排还是最后一排,看黑板的距离都是相等的。由于眼睛看东西的距离不变,所以眼部肌肉无法调节,处于紧张状态,更容易固化近距离用眼状态。“等近距离”中的距离越近,对眼睛的伤害程度越大,也就是说,同样的用眼时间,看手机比看电视、课后作业比课堂听课更容易造成近视。

“看小物体”包括两个方面,一方面看的意思不是漫无目的的走马观花,而是主动有意识的看到、看清楚,为了看清楚眼部肌肉要适当紧张。二是人们看物体的大小对近视发展的程度作用不一样,看的物体越小、越容易造成近视,近视发展的速度越快。孩子在读书、写作业、使用手机、平板电脑等电子产品时,基本符合“长时间同角度等近距离看小物体”用眼的状态,所以用大屏幕代替小屏幕,如平板电脑代替手机,电脑代替平板电脑,电视代替电脑等,更有利于学生视力健康。

幼儿长时间看手机、平板电脑、读绘本等活动,眼睛处于“长时间同角度等近距离看小物体”的状态,眼睛必须调节适应“等近距离看小物体”的需要,时间久了,就会逐渐消耗幼儿宝贵的远视储备,慢慢变成近视。

传统课堂教学模式以教师讲课为中心,学生端坐整齐看黑板听老师讲课,学生的用眼角度、用眼距离在一节课的大多数时间内基本保持不变,长时间盯着黑板,导致学生“长时间同角度等近距离”聚焦用眼。

传统的课堂教学方式大部分时间都是老师讲学生听，学生在课堂上学习时间少、学习效率低。老师为了让学生掌握知识提高成绩只能布置大量作业强化练习，这又导致学生课后完成作业时间过长以及大量参加辅导班等。

从学生用眼的距离、看物体的大小来说，写书面作业过程中笔记本上的字更小、距离更近，长时间写作业比在课堂上看黑板听课对眼睛的伤害更大。

学生长时间同一个角度、相同的距离使用手机和平板电脑、读书、看黑板听课或者盯着作业本写作业，眼睛得不到调整休息，才是导致学生近视的主要原因。学生年级越高，课堂学习时间越长，作业量越大，“长时间同角度等近距离看小物体”时间越长，这才是中小学生随着年级升高近视率以及中重度近视比例不断上涨的根本原因。

遗传因素、读书写字姿势不端正以及学生的学习环境，如桌椅高度、照明等应该说也对学生视力产生一定影响，但不是主要原因。环境亮度对视力会造成一定程度的影响，环境过亮、过暗都会导致眼睛发生视疲劳。“任何环境与作业面（包括荧光屏）的亮度对比越大，越易引起视力疲劳。”① 导致视力疲劳不一定导致近视，晚上黑灯瞎火的环境中看天上的星星也会导致视力疲劳，但即使每天晚上看天上的星星也不会导

① 金崇华. 幼儿近视预防全教程[J]. 家庭教育，2009（10）：44-45.

致近视，甚至会矫治近视。

另外，眼科界“十个琴童九个近视”的说法也从侧面验证了该理论。弹钢琴要练童子功，很多孩子从五六岁甚至三四岁就开始学钢琴。年龄越小眼睛调节能力越强，加上钢琴琴谱小而密集，相对难以辨认，幼儿眼睛离琴谱距离又比较近，每次练琴时间又比较长，“长时间同角度等近距离看小物体”，所以学钢琴的孩子很容易近视。据统计，弹钢琴的成年人中高度近视比例很高，他们近视的年龄基本在十岁以前。

三、基于自适应理论开展近视防控工作取得的成效

根据“长时间同角度等近距离看小物体”导致学生近视的理论，打破学生“长时间同角度等近距离看小物体”四个要素中的任何一个要素，都能有效防控学生近视。学生眼睛不再长时间处于角度相同、视距不变的状态，即使依然有意识地看小物体，也能有效避免近视的发生发展，有效防控中小学生近视。

为了解决学生在课堂听课过程中不科学用眼影响视力健康的问题，基于理论研究和实践探索，作者总结出小组教学制的理论取代传统的班级授课制，用小组围坐的方式取代传统

的学生排列整齐看黑板的座位排列方式，以学生交流讨论为主取代传统的老师讲课为主的教学方式。

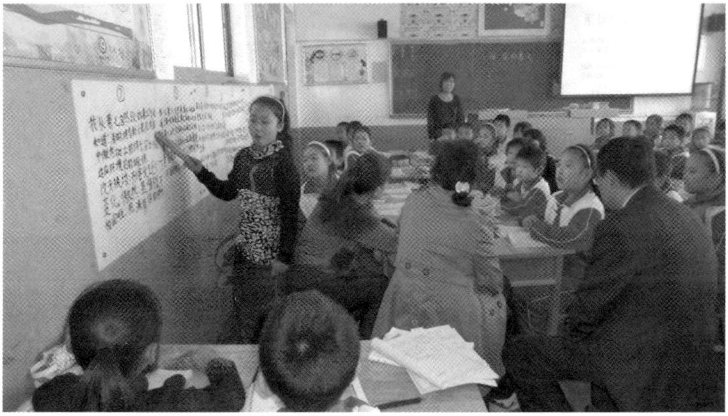

在小组教学的课堂上，由于教师讲课时间减少，学生不再长时间、同角度、等近距离盯着教室前面的黑板听老师讲课，而是时而看教室前面的黑板听老师讲课，时而自己看书思考学习，时而两个人深度交流，时而看着教室旁边的小黑板听同学介绍自己的学习成果。课堂上学生的眼睛始终处于短时间聚焦一处的状态，一会儿看这里，一会儿看那里，用眼角度随时调整，同时眼睛不断调节视物距离，一会儿看近，一会儿看远，不再处于紧张状态。学生在小组教学的课堂上处于科学用眼的状态，大大减轻了学生眼睛的紧张程度。同时，小组教学符合学生的学习规律，提高了学生的课堂学习效率，减轻了学生课后作业负担，也有利于减少学生不科学用眼的时间，更有利于降低近视率。

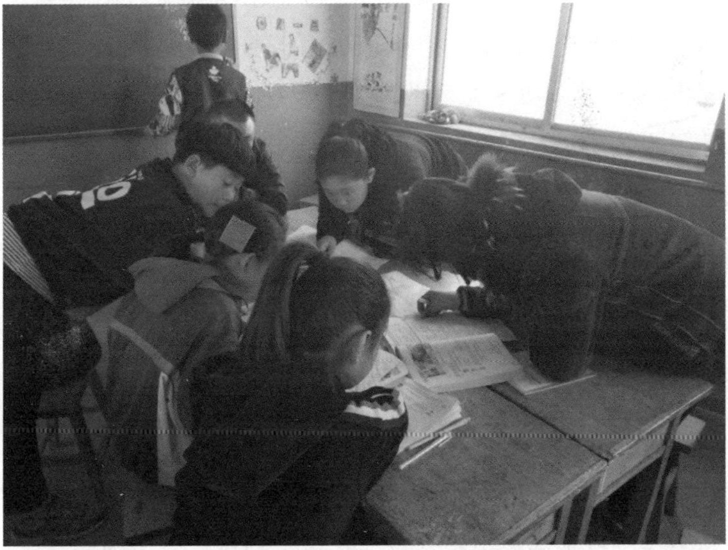

由于小组教学的组织形式与教学要素高度符合了学生学习和健康用眼的基本规律，学生在课堂上处于高效学习的状态，学习效率提高进而大大减轻了学生课后作业的负担，也减轻了学生作业过程中“长时间同角度等近距离看小物体”的时间。因为减少了学生课后作业时间，所以为学生增加户外活动提供了可能。

即使不采取其他近视防控措施，仅仅切实推进小组教学这一课堂教学模式，也可以降低学生近视率，保护学生视力健康。

2010 年 12 月，淄博市淄川区罗村镇中心小学在作者指导下开始推进小组教学。推进小组教学五年后，在开齐开全课程、教学质量处于全镇前列的情况下，2015 年 9 月镇卫生部门检测，全校近视率 18.6%左右。相对于每年 5 月份临近毕业的学生近视数据，9 月份刚开学的学生近视数据一般要低三到五个百分点。也就是说，即使到第二年 5 月检测，在学生成绩普遍优秀的前提下，全校学生近视率也大约在 22%，近视率仍然非常低。

2016 年 10 月，淄博市周村区南郊镇中心小学开始推进小组教学。仅仅推进小组教学两年半，2019 年 4 月份，当地卫生部门检测学生视力，全校平均近视率 28.5%，低于本地区同类学校近视率。由于学校四年级特别重视学生课外阅读，导致四年级近视率比五年级还高。也就是说，如果排除这一因素，近视率还可以继续降低。周村区南郊中心小学不仅学生近视率很低，教学质量也很高，连续两年荣获区教学先进单位和教学质量红旗单位等荣誉称号。

聊城市茌平区杜郎口中学是世界知名的小组合作教学示范学校，世界各国一百多万教师去参观学习过。2012 年，作者到杜郎口中学参观学习，粗略统计发现，该校初中毕业班学生戴眼镜的比例只有15%左右。一般来讲，在学生戴眼镜数量较少的时候，实际近视率约等于戴眼镜数量的两倍，也就是说杜郎口中学初中毕业班在成绩很高的情况下，近视率大概率不超过40%。全体学生成绩高、近视率低，这是一个理想的结果。

从这几个案例来看，小组教学在提高学生学习成绩、防控学生近视增长两个方面都取得了令人满意的结果。

各级政府及教育行政部门要想切实做好学生近视防控工作，除了做好宣传、减少中小学生和幼儿园孩子使用手机、平板电脑等电子产品的时间以外，就学校教育来说，必须从减少学生在课堂学习与课后作业过程中“长时间同角度等近距离看小物体”这一关键点入手，切实提高学校领导老师开展课堂教学改革、做好近视防控工作的积极性、提高学生课堂学习效率等，并尽量减少学生长时间使用电子产品的次数。

中小学生近视防控工作必须先深入研究近视规律“得其道”，再依据科学的近视成因理论创新防控措施，才能保证近视防控工作“事能成”。

第三节 确定近视防控工作主体

青少年儿童近视低龄化、重度化日益严重，已成为关系我们民族未来和国家安全的大问题。

2019 年 4 月 29 日，国家卫生健康委召开新闻发布会，指出我国高中生近视率已经高达 81.0%，高三学生高度近视比率在近视总数中占比高达 21.9%。

近视防控 65 年，中小学生近视率依然居高不下，近视低龄化重度化现象仍然很严重，近视防控工作还要进一步探索完善。

一、防控主体错位，眼科医生无法解决导致中小学生近视的关键问题

目前从网上公布的信息来看，十几年来各省市相继组建了青少年近视防控中心，较早成立省级青少年近视防控中心的省份有山东（2009 年）、辽宁（2011 年）、黑龙江（2013 年）、四川（2016 年）、浙江（2018 年）、广东（2019 年）和天津（2019 年）等。较早成立青少年近视防控中心的地级市有临沂市（2013 年）、南阳市（2018 年）、徐州市（2018 年）等。

这些近视防控中心都依托省市眼科医院成立，防控中心的组成人员基本都是眼科医生和疾控中心工作人员，教育部门的人员很少。以广东为例，2019年4月5日，广东省公布“广东省儿童青少年近视防控和视力健康专家指导委员会名单”，专家指导委员会共21人，教育系统只有2人，排名在19、20位，在委员会的职务都是委员。

当然，各省市青少年近视防控中心在近视防控这件事情上，还是很积极的。2016年11月，四川省依托省人民医院眼科成立青少年近视防控中心，防控中心成员、眼科主任吴铮铮表示：“等我们做出经验后，就可以拿到全国推广‘四川经验’了。”2018年10月，浙江省在温州医科大学（省眼科医院）成立“浙江省青少年近视防控指导中心”，瞿佳院长指出，争取为全省、全国的儿童青少年近视防控工作提供“温州经验”。

眼科医生能够治愈眼病，但无法从源头上解决青少年儿童近视问题。让眼科医生解决青少年近视防控问题，就像让肿瘤科医生解决癌症村的问题一样，不是做不好，而是根本做不了，基本上起不了作用。

要想解决癌症村的问题，必须通过环保局关掉污染严重的企业，再引进不污染、可持续发展的优质企业。既让老百姓挣到钱，又让老百姓少接触污染的空气、地下水和食物，才能彻底解决癌症村的问题。

眼科医生只能偶尔去学校给老师、学生讲讲眼睛的结构和近视的危害,无法改变学生在学习和生活中不科学用眼的行为习惯,因此,协调推进青少年儿童近视防控工作主要不是眼科医生的责任,那么,以谁为主体才能有效做好这项事关人民健康、民族未来和国家安全的大事呢?

二、根据近视成因确定做好近视防控工作的主体

青少年儿童和幼儿近视主要是在生活、学习过程中不科学用眼造成的,影响中小学生和幼儿视力健康的活动主要是长时间使用电子产品、课堂学习与课后作业过程中不科学用眼。因此,学校、幼儿园可以充分介入青少年儿童、幼儿的生活和学习活动。做好近视防控的研究主体应该是以教学专家为主,以眼科专家为辅。近视防控工作管理主体应该是教育行政部门,执行主体应该是中小学和幼儿园教师。

教育行政部门负责制定区域内近视防控宣传、推进和督导措施。真正提高学校和教师关注学生视力问题、保护学生视力健康的意识。

学校和幼儿园培养近视防控骨干教师,制定推进近视防控工作的制度措施,做好宣传,提高家长和学生合理使用电子

产品、保护视力健康的意识，推进课堂教学改革，保证学生在课堂教学、课后作业过程中科学用眼，开展有利于保护视力的活动。

中小学和幼儿园定期组织召开近视防控主题的家长会和班会课，使家长充分熟悉青少年儿童视力保护的相关知识，开发课程、开展合理使用手机等电子产品保护视力的教学活动，提高家长关注孩子视力健康的意识，提高孩子自我保护视力的意识。

教研部门指导学校切实推进小组教学。教研部门研究确定制约推进小组教学的具体因素，如传统优质课评选方式、教师评优选先的具体条件等，把任教班级学生近视率作为重要指标，制定科学的优质课及优秀教师的评选标准，促进中小学教师真正推进小组教学，减少学生在课堂学习过程中“长时间同角度等近距离看小物体”的情况，保证学生在课堂上科学用眼，保护学生视力健康。

改革作业形式，有效减少学生作业过程中不科学用眼时间。老师和家长为了提高学生成绩，布置大量作业强化练习，这又导致学生课后作业时间过长。学生的眼睛需要长时间等近距离同角度聚精会神看着作业本，学生年级越高，作业量越大，同角度、等近距离用眼时间越长，导致中小学生随着年级升高近视率不断上涨。因此，必须在提高课堂学习效率的基础上，改进作业形式、提高作业效果，减少书面作业时间。

要想有效防控学生近视，必须从破除学生在课堂学习与课后作业过程中“长时间同角度等近距离看小物体”这一关键点入手，并尽量避免学生长时间使用电子产品对视力造成的伤害。

与解决癌症村的问题一样，做好近视防控工作最好的思路是既让中小学生能提高学习质量，又要尽可能减少不科学用眼的时间，也就是说既要保学习、又要保视力，二者兼得，才能得到学校和家长的认可，才能有效降低青少年儿童近视率。

眼科医生难以实质上介入这些教育教学活动，只有教育行政部门完善学校与教师督导评价制度，教研部门推进小组教学、提高课堂学习效率、创新作业设计，学校做好视力保护宣传工作提高家长和孩子视力保护意识，切实减少青少年儿童和幼儿不科学用眼时间，才能有效解决近视率居高不下的问题。

第四节　近视应该是可以有限治愈的

目前主流的观点都认为青少年儿童近视可防可控不可逆，医学模式防控近视如眼镜、阿托品和激光手术等都只能矫正或者控制近视发生的速度，但无法治愈近视。2019 年 3 月

26 日，国家卫生健康委办公厅、中央网信办秘书局、教育部办公厅、市场监管总局办公厅、国家中医药局办公室、国家药监局综合司等 6 部门联合印发《关于进一步规范儿童青少年近视矫正工作切实加强监管的通知》，着重指出："儿童青少年近视后，在目前医疗技术条件下，近视不能治愈。"

大家在短视频平台搜索一下关于近视防控的视频会发现，部分家长说自己孩子在近视以后，通过一段时间的大量增加阳光下户外运动和望远的时间、减少特长班和辅导班等学习活动中的不科学用眼时间后，出现了眼轴变短、近视度数降低的情况，也就是说有不少孩子近视度数降低甚至治愈近视的案例。

那么，到底近视度数能不能降低、近视能不能治愈呢，我们可以从理论上分析一下。

一、近视治愈的理论探索

近视的形成是由于青少年儿童"长时间同角度等近距离看小物体"，其结果是角膜曲率变大、晶状体变厚或者眼轴逐渐变长。如果反其道而行之，"长时间等远距离聚焦用眼"，每天长时间有意识地去看远处的物体，由于远处物体的成像落在近视眼视网膜的前方，近视特别是近视程度较轻、年龄小于 12 岁、眼睛调节能力较强的少年儿童为了看清远处的物体，眼睛必然要尽可能调节，使物像尽可能落在视网膜上，这样就会使眼轴逐渐变短或者角膜、晶状体曲率变小，近视度数就会逐渐减少，从近视向正视化发展。

基于这个原理，我们要在8岁以前学生眼睛调节能力较强、课业负担相对较轻的时间里，尽可能安排学生参加更多望远的游戏活动，以有意识地望远对抗“长时间同角度等近距离看小物体”带来的副作用，有效预防近视保护远视储备或者控制近视增长的速度，甚至是降低近视度数、治愈近视。至于治疗近视的程度，则取决于“长时间等远距离聚焦用眼”和“同角度等近距离看小物体”的时间比例。

（1）如果保证一定的“长时间等远距离聚焦用眼”时间，但具体时间小于“同角度等近距离看小物体”的时间，则能控制近视增长的速度。

（2）如果“长时间等远距离聚焦用眼”时间大于等于“同角度等近距离看小物体”的时间，则能控制近视不增长或者降低近视的度数。

（3）如果“长时间等远距离聚焦用眼”时间两倍甚至三倍于“同角度等近距离看小物体”的时间，对于8岁以下近视度数低于100度、眼睛调节能力比较强的孩子来说，很有可能治愈近视。

西安市中心医院眼科主任杜兆江博士介绍，“新加坡眼科学者在对1249名青少年(其中71.1%为华裔)的户外活动与近视发生、发展的研究当中发现,如果每天能够增加1小时的户外活动时间,眼睛屈光度会向近视转变0.17D,同时眼轴会缩短0.06毫米"[①]。

眼轴缩短0.06毫米大约相当于近视减轻15度左右,尽管杜兆江博士没有介绍每天增加1小时户外活动持续多长时间才能缩短眼轴0.06毫米,但该试验至少说明在不减轻课业负担和学习过程中近距离用眼的前提下,就可以降低近视度数。同时,也说明教育模式是可以逆转近视发展程度的,也就是说,只要符合近视逆转的条件,对于眼睛调节能力很强的少年儿童,轻微近视理论上是可以治愈的。

二、近视治愈的基本思路

1. 有意识减少"长时间同角度等近距离看小物体"的活动或者缩短时间

近视是长时间看近处小物体导致的,也是眼睛调节的结果。理论上,如果长时间看远处的物体,由于眼睛自身的调节作用,也可以从近视变成正视,甚至是远视。

古文《纪昌学射》中,纪昌为了训练能看清远处的小物体,"昌以牦悬虱于牖,南面而望之,旬日之间,浸大也;三年

① 杜兆江.孩子近视了,家长怎么办[M].北京:化学工业出版社,2022:82.

之后，如车轮焉。”这也许是我国古代一个眼睛从正视经过训练变成远视的典型案例。

科学使用手机、平板等电子产品。手机、平板等电子产品是影响广大青少年、特别是 8 岁以下儿童视力健康最重要的产品。手机、平板等电子产品，孩子年龄越小，单次使用时间和每天使用总时间越少越好。为了更好地保护孩子视力，建议 3 岁以前尽量做到不使用手机等电子产品，8 岁以前每次使用不超过 15 分钟，每天不超过半小时。12 岁以前每次不超过 20 分钟，每天不超过 1 小时。12 岁以后，原则上每次使用不超过 30 分钟，每天不要超过 1.5 小时。

推进小组教学并改革作业形式。课堂教学采用小组教学，减少课堂上长时间看黑板听老师讲课的时间，增加自学和同桌相互检查、交流的时间，保证显著减少不科学用眼时间。与课堂听课过程中不科学用眼对眼睛的伤害程度相比，书面作业过程中，学生用眼距离更近、看的物体更小，对眼睛视力的伤害程度更大。因此，要加强作业形式和质量的研究，提高作业效率。课后作业形式增加背诵、活动类作业，减少书面作业时间。

科学安排孩子画画、学弹钢琴等近距离用眼的活动。一是延迟学习时间，尽可能 6 岁甚至 8 岁以后开始，二是减少每次学习时间，持续画画或者弹钢琴等聚精会神用眼的时间每次一般不要超过半小时。

有意识减少等近距离看小物体的时间，可以减少导致中小学生近视增长的机会，更有利于控制近视增长速度、提高治愈近视的可能性。

2. 增加“长时间同角度远距离看小物体”的活动，有意识调节角膜、晶状体的形状，恢复正常视力

带孩子参加用眼距离较远、有明确注意目标的体育运动，如羽毛球、乒乓球、射箭、飞镖等。孩子参加这些体育活动既能锻炼身体，还能在有意识的远近交替的用眼活动中加强眼睛调节效果，控制近视增长速度。

创新方式，提高望远效果。很多近视防控专家都建议孩子望远，但是单纯的望远枯燥乏味，别说孩子，就是成年人也难以坚持。加上学生学习任务繁重，也不可能有很多时间去望远，最好的方法是把望远和学习结合起来。

实践中可以把课后作业和望远结合起来，进一步提高眼睛调节效果，有效预防学生近视或者控制近视增长速度。以距离 5 米、视力表中 1.0 对应的字母大小为标准，字号大小为长、宽各 8 毫米。让孩子或者距离超过 5 米外用眼或者 5 米处看小于视力表中 1.0 对应字母的文字，比如语文的阅读、背诵，数学的计算等作业，都可以用这种形式来完成。在完成作业的过程中增加看远的时间，有效保护孩子视力。

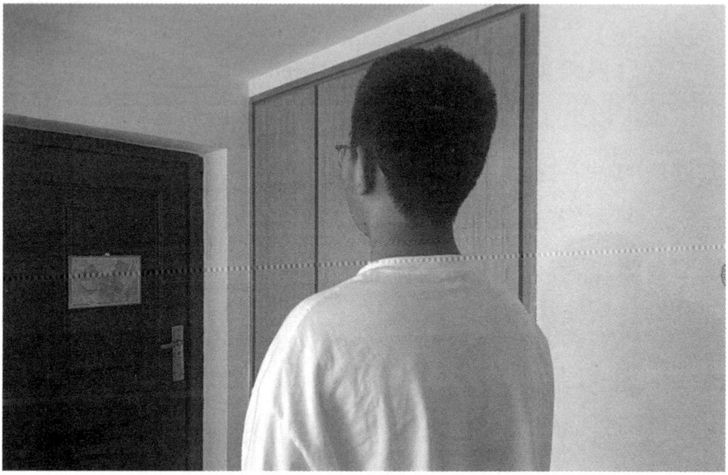

三、为什么是 8 岁以前可能治愈近视

正如上文所说，近视的治愈取决于近视的度数、眼睛调节能力和“视近与视远”的时间比例。

孩子年龄越小，眼睛调节能力越强，近视度数越小，等近距离聚焦用眼时间越短，治愈的可能性就越大。

8 岁以前，孩子眼睛的调节能力依然比较强。正常情况下，“7~12 岁，晶状体屈光力和角膜曲率已经发育稳定，但眼轴仍在生长发育”[①]。

小学一、二年级学科较少，只有语文、数学、科学等，同时

① 杜兆江. 孩子近视了，家长怎么办[M]. 北京：化学工业出版社，2022：18.

我国的教育政策规定,小学一、二年级不布置书面作业。8 岁一般是小学二年级毕业,这决定了 8 岁以前孩子在学习过程中不科学用眼的时间依然较少。保证学习过程中科学用眼并且显著增加“等远距离聚焦用眼”时间, 8 岁以前程度较轻的近视,理论上还是有很大可能治愈的。

当然, 8 岁以前有可能通过改善用眼方式的途径恢复甚至治愈近视并不是说 8 岁以前的近视都能治愈,眼部疾病以及遗传等因素导致的近视难以通过科学用眼恢复健康,只有因为不科学用眼导致的轻微近视才有可能逐步恢复视力健康。

当孩子 8 岁以后,在传统老师讲学生听的课堂教学模式下,课堂上学生长时间看着黑板听老师讲课,加上学科增加和开始布置书面作业,孩子“长时间同角度等近距离看小物体”的活动大大增加,户外远距离用眼活动时间越来越少,即使有意识增加孩子远距离用眼的时间,也难以抵消长时间不科学用眼所造成的伤害,因此, 8 岁以后,可以有效预防发生近视、控制近视增长的速度,但治愈近视的可能性就越来越小了。

四、11(12)岁以前近视度数可逆、19岁以前近视增长速度可控

中小学生近视发展的速度和矫治效果取决于学生不科学用眼时间和眼睛发育情况。

在11(12)岁以前的小学阶段(五四制或者六三制小学段),学生眼睛依然有一定的调节能力,学习科目较少,课业负担较轻,书面作业较少,“长时间同角度等近距离看小物体”这种不科学用眼时间相对较短。如果学生在日常生活、课堂听课和课后作业过程中有意识科学用眼并显著增加“等远距离聚焦用眼”的时间,即使无法完全治愈近视,依然可以有效降低近视度数,实现近视度数可逆的理想效果。当然,如果近视度数在50度以下,保证孩子在学习生活过程中科学用眼且家长和孩子能保证足够的“等远距离聚焦用眼”时间,也有可能治愈。

从初中一年级直到高中毕业,学生学习科目增加、课业负担加重,书面作业时间增加到两三个小时,部分学生要到晚上11点甚至12点才能写完作业。在这种情况下,中学生不科学用眼时间过长,甚至难以抽出时间进行阳光下户外运动、保证“等远距离聚焦用眼”时间,只能在课堂听课和课后作业过

程中有意识地休息、望远，加上尽可能保证课间休息时间走出教室，以 10 分钟左右的望远时间来减轻不科学用眼的伤害，实现控制近视增长速度的效果，尽可能保证学生高中毕业近视度数低于 600 度，尽可能减少学生因为高度近视导致发生其他并发症的风险。

五、为什么医学模式不能治愈近视而教育模式能有限治愈近视

近视防控的医学模式如佩戴眼镜的光学模式、使用阿托品的药物模式、改变角膜形状和更换晶状体的手术模式，都是被动应对青少年儿童在不科学用眼情况下发生的眼睛病变，无法从源头上减少青少年儿童“长时间同角度等近距离看小物体”这种不科学用眼时间，所以只能花大价钱、在有各种副作用的前提下，通过各种医学手段有限降低近视增长的速度或者暂时性消除近视现象，但无法彻底治愈近视。

近视防控的教育模式则从导致中小学生近视发生发展的条件入手，反其道而行之，在有效减少“长时间同角度等近距离看小物体”不科学用眼时间的基础上，以有意识增加“等远距离聚焦用眼”时间消减不科学用眼对眼睛造成的危害，此消彼长，才能在没有任何副作用的前提下，有效控制中小学生

近视增长速度甚至是降低近视度数，实现治愈近视的理想效果。

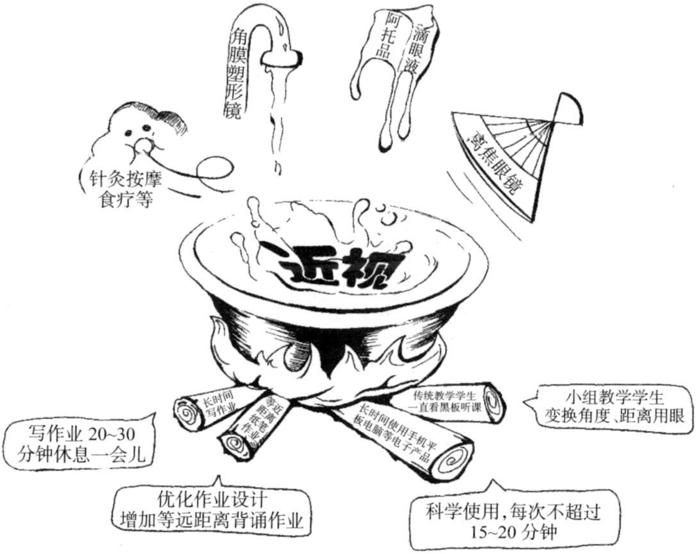

本图由刘庆蓉、景光才和孙瑞涛老师绘制

从近视防控的作用点来看，医学模式防控学生近视主要是在导致近视的结果端采取措施，就像要降低一锅热水的温度，医学模式仿佛扬汤止沸，只能短暂控制或者降低锅内热水的温度，但由于不能移走热锅下的炭火，无法彻底防控学生近视，所以眼科专家才说在现有医疗模式下，近视可防可控不可逆。教育模式防控近视主要是从导致学生近视的起因端入手,有效减少导致学生近视的不科学用眼活动,就相当于从热锅下移走炭火,釜底抽薪,才能实现学生近视可防可控可逆的效果。

更理想的结果是家庭有意识减少孩子使用电子产品等不科学用眼时间,学校扎实推进小组教学和作业优化设计,使中小学生在预防和控制近视增长速度的前提下,大幅度提高学习质量,实现全体学生成绩高、近视率低的完美效果。

第三章 近视矫治的医学模式

目前，近视防控的医学手段主要有光学干预、药物干预和激光手术等几种被广为认可的近视矫治方式。

光学干预包括框架眼镜、角膜塑形镜等，框架眼镜又分为单光普通框架眼镜和离焦框架眼镜。普通框架眼镜能改变进入眼睛的光线，使眼睛暂时获得较为清晰的视觉，不能控制或者延缓近视的发展进度。离焦框架眼镜是基于周边离焦理论设计的，能使事物的中央物像聚焦在视网膜上，周边物像聚焦在视网膜前方，使眼睛获得清晰的视觉。与其他近视矫治方法相比，框架眼镜具有验配简单、适用性强、副作用小的特点，近视患者普遍采用框架眼镜矫治近视。角膜塑形镜是一种逆几何设计的硬性透气性接触镜，通过夜间佩戴 8~10 小时使角膜中央区域的弧度在一定范围内变平，缩短眼轴长度控制近视增长速度，在白天获得较为清晰的视力。由于角膜塑形镜佩戴要求较高，一般建议 8 岁以上、近视度数在 600 度以内、散光低于 200 度的近视患者使用。

药物干预主要是高、中、低浓度阿托品滴眼液。阿托品是一种外用抗胆碱制剂，其作用是阻断虹膜括约肌的反应和睫状体调节肌，“对调控眼轴的生长，延缓近视进展也具有重要意义”[①]，主要适合 4 岁到青春期的青少年使用。使用阿托品延缓近视增长，浓度越大效果越好，但副作用也越大，如瞳孔扩大、怕光、视近不清等。现在用于防控近视的主要有浓度 0.05%和 0.01%两种。0.05%浓度的阿托品副作用较大，一般不作为常规用药。2021 年 10 月，国家卫生健康委员会发布《儿童青少年近视防控适宜技术指南(更新版)》，明确指出，儿童或青少年近视患者需要使用 0.01%阿托品滴眼液控制近视增长速度时，要到正规医院由专业医生指导使用。

近视激光手术可以降低患者近视度数，提高裸眼视力，是目前矫治近视疗效最为肯定的方法[②]。近视激光术一般要求年龄在 18 岁以后且近两年近视度数稳定，每年近视度数增长不超过 50 度。由于部分高中毕业生高考结束后参军、选择大学专业等对视力有紧迫需求，多数选择在高考结束后做激光手术。事实上，多数学生大学毕业后选择继续考研究生，大学期间长时间读书学习、使用手机等，近视度数还会继续增高，也不完全符合近视激光手术的要求。

另外，激光手术仅能矫正近视、提高裸眼视力，不能去除

① 罗勤. 儿童“近视救星”：低浓度阿托品[J]. 家庭医学，2024(3)：8-9.

② 陈晓敏. 儿童眼睛近视防控重于治疗[J]. 家庭医学，2020(9)：26-27.

或者减少近视带来的并发症风险，特别是 18 岁以下青少年，由于眼球发育不成熟，不适合激光手术矫正。

每种医学近视防控手段各有优势与局限性，都无法彻底解决近视增长的难题，近视矫正的根本思路还是以减少等近距离用眼为主，多种防控手段联合应用。由于激光手术主要是面向 18 岁以后、近视度数相对稳定的成年人群体，本书不再重点介绍。

第一节　框架眼镜

当近视发生以后，近视矫治的基本思路主要有两种：一是调节进入眼睛的光线，保证近视患者能清晰看见世界；二是基于近视发生发展的各种假说，采取光学或者医学的模式，减缓近视发展的速度。近视矫治的框架眼镜主要分两种：一是单光普通框架眼镜，二是离焦框架眼镜。

近视患者佩戴的框架眼镜必须根据验光数据和具体要求科学配制，这种眼镜又叫定配眼镜。近视眼镜主要由镜片和镜架两部分组成，具有矫正视力、保护眼睛等多种功能，又称眼科治疗的“光学药品”。定配眼镜技术要求很高，为近视患者制作一副科学有效、佩戴舒适的眼镜需要准确的验光、科学的确定镜片各项指标，还需要配镜人员有丰富的实践经验。

一、单光框架眼镜

佩戴单光框架眼镜是对眼睛伤害最小、操作最简单方便的近视干预方式。但是,单光眼镜只具有调节光线射入眼睛的角度的功能,只能保证近视患者相对清晰地看清较远的物体,不能提高患者的裸眼视力,也无法延缓近视发展的进度。

(一)如何选择单光框架眼镜

孩子近视以后,家长最头疼的就是如何给孩子配制一副合适的眼镜,尽可能保护孩子的视力,防止眼镜伤眼,延长眼镜的使用寿命,具体方法如下。

(1)首先注意眼镜不要过重。儿童皮肤比较嫩,一定要注意选择重量合适的眼镜,避免磨损皮肤。一般来说,儿童佩戴的近视眼镜不宜超过 20 克。由于少年儿童活泼好动,尽可能为孩子选配树脂镜片。相对于玻璃镜片,树脂镜片一是比较轻,避免压迫鼻梁骨。二是不易破碎,眼镜一旦损坏,不容易伤害儿童。

(2)由于儿童鼻梁较低,最好为孩子选择鼻托较高或者可调的镜架。一般眼镜片和孩子眼皮的距离 12 毫米左右比较合适。

(3)眼镜两镜腿之间距离合适,保证佩戴眼镜的时候松紧适宜。镜腿的弯曲度合理,避免运动的时候掉落。

（4）儿童眼镜一般建议选用经济实惠的塑料镜架。儿童近视度数变化较快，为更好地保护孩子视力健康，最好一年左右换新的眼镜。金属镜架容易摔坏变形，因此一般不要选用金属镜架，选用塑料镜架比较经济实惠。最好不要选择打孔架和半框架，这两种镜架更容易损坏。

（二）验光配镜注意事项

1. 第一次配眼镜最好去正规医院散瞳验光

配眼镜一般分医学验光和商业验光两种，16岁以下少年儿童近视第一次配眼镜最好先去正规医院进行眼科检查、散瞳验光。因为眼部疾病也可引起近视，去医院系统检查可以确定近视原因。

散瞳验光主要为了消除眼部肌肉调节引起的假性近视，根据散瞳验光的结果试戴眼镜，才能确定准确的近视度数[①]。散瞳对身体没有危害，暂时会出现怕光、看不清楚等，这些症状慢慢就会消失，不会影响学习生活。

2. 两眼瞳孔之间的距离和两个镜片光学中心距离一致

佩戴眼镜时，眼睛必须正对镜片的光学中心。配镜时必须准确测量两眼瞳孔之间的距离，保证两个镜片光学中心的距离和两眼瞳孔中心的距离一致。否则会出现头晕、眼睛酸胀、视物变形等不良反应，特别是对少年儿童影响更大。

① 陶海，柳川. 框架眼镜的选配、使用和保养[J]. 家庭医学，2004（10）：32-33.

3. 近视矫正视力一般达到 1.0

佩戴近视眼镜的目的是让近视患者看清较远处的事物，一般戴上近视眼镜矫正后能达到 1.0 的视力就是合适的眼镜度数，不需要达到 1.5，避免眼镜度数高于适合度数，造成近视过矫，加重眼睛负担。

4. 根据年龄及时更换眼镜

学生年龄不同，更换眼镜的时间也不一致。小学生和初中生近视发展较快，一般一年更换一次眼镜，避免因为眼镜度数不适合加重视力负担。高中生和大学生，尤其是大学生由于年龄较大，眼睛发育状况逐步稳定，可以两三年甚至多年更换一次眼镜。

二、离焦眼镜

普通框架眼镜能够通过镜片调节光线，使近视患者暂时看清较远处的事物，但不能控制近视增长的速度。基于离焦理论设计的离焦框架眼镜由于验配方便、价格适中，理论上也有一定防控效果，受到家长欢迎。

（一）什么是离焦眼镜

近视发生发展的离焦理论认为，在视网膜成像过程中，物像的中央位置落在视网膜上，周边物像落在视网膜后面，称为远视离焦。如果视网膜长期处于远视离焦状态，会诱发近视进一步发展，导致眼轴加快变长。如果成像过程中物像中央位置落在视网膜上，周边物像落在视网膜前面，则为近视离焦。眼球长期处于近视离焦状态，会降低眼轴变长的速度，有效控制近视增长速度。

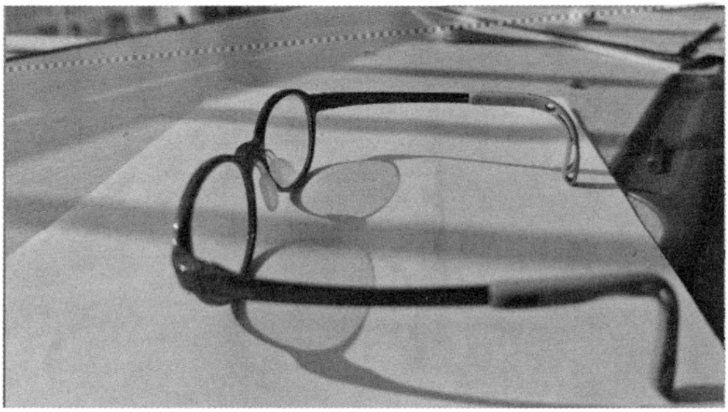

普通框架眼镜在矫正光线使近视患者看清较远物体的同时，产生远视离焦，导致眼轴继续增长，加快近视增长的速度。

为了解决普通框架眼镜产生远视离焦、不能控制近视增长速度的问题，研究者基于离焦理论设计了多种离焦眼镜。多点近视离焦眼镜就是将多个微型透镜分布在镜片光心周围32毫米的区域，每一个微型透镜都可以形成近视离焦。离焦眼镜通过多个蜂窝状微透镜既能使物像中央成像在视网膜上，也能使周边物像聚焦于视网膜前面，形成近视离焦，使近视患者眼睛在看清物体的同时，有效减缓眼轴增长的速度，控制近视发展。

决定离焦镜片质量的关键“不是镜片中央的看远区域，而是看远区域周边的几百个蜂窝状微透镜形成的近视性离焦区域”[①]。

(二)离焦眼镜控制近视增长速度的效果

多点近视离焦镜片既能使物像中央成像在视网膜上，也能使周边物像成像在视网膜前面，接近人们正视眼的状态，因此在控制眼轴增长和近视发展速度方面，效果好于普通单焦点框架眼镜[②]，多位眼科专家的试验也说明离焦眼镜在控制近视增长速度方面有一定效果。

北京大学人民医院眼科张健等人研究发现，佩戴正向光学离焦眼镜可以降低眼轴增长速度、控制近视增长速度，控制效果在佩戴离焦眼镜的前6个月效果最为显著。与每天佩戴6~8小时光学离焦软性隐形眼镜效果相似。张健研究认为近视离焦眼镜与角膜塑形镜均能有效地控制青少年近视发展，角膜塑形镜在裸眼视力提高和眼轴控制上效果更显著。佩戴离焦眼镜在并发症发生率明显低于角膜塑形镜，佩戴近视离

① 王立坤，张欣，王贺兰，等. 儿童青少年近视防控用微透镜结构镜片的现状及标准[J]. 玻璃搪瓷与眼镜，2022，50(11)：21-23.

② 徐菁菁，王帅，陈云云，等. 单眼近视儿童配戴角膜塑形镜对侧眼屈光状态的影响[J]. 中华眼视光学与视觉科学杂志，2022，24(10)：760-766.

焦眼镜的安全性更高[①]。近视患者可以根据自身情况选择适合的方法控制近视增长速度。

天津市眼科医院视光中心陈丽娜等人2年临床随机对照试验结果表明,与传统的单焦点眼镜相比,正向光学离焦眼镜控制效果为减缓眼轴增长37%,低于其他研究人员的报道,可能和未能监控青少年的日常用眼习惯有关[②]。

郑州大学第一附属医院眼科李秀红博士等人研究认为,我国内地儿童青少年佩戴正向光学离焦眼镜1年能有效延缓近视进展45.2%,延缓眼轴增长42.1%,且近视延缓效果稳定,没有因为佩戴时间长延缓效果下滑的现象[③]。

离焦框架眼镜价格较低、使用方便,可以在眼镜店验配,在青少年近视患者中使用率较高。但离焦镜片产品设计只能提供静态且固定的离焦刺激信号,随着近视患者佩戴时间的延长和近视度数的进一步增加,近视防控的效果会逐渐降低。

离焦眼镜的使用效果和佩戴习惯、课业负担、户外活动时间也有一定关系,同时,愿意花更多钱给孩子佩戴这种眼镜的

① 张健,石晓庆,刘志明,等. 多区正向光学离焦眼镜与角膜塑形镜控制青少年近视的临床观察[J]. 中国临床医生杂志,2022,50(6):735-738.

② 陈丽娜,王雪,任洪鑫,等. 不同矫正方式延缓青少年近视进展的效果分析[J]. 继续医学教育,2022,36(11):85-88.

③ 李秀红,符爱存,姬娜,等. 多区正向设计离焦框架镜对儿童青少年近视进展的延缓效果[J]. 眼科新进展,2023,43(1):35-39.

家庭,更重视孩子教育和视力健康,生活中也会更加重视孩子科学用眼,这也会对使用离焦眼镜的效果有一些促进作用。也就是说佩戴离焦眼镜产生的近视防控效果不一定是离焦眼镜本身的作用,而是叠加其他近视防控措施产生的效果。当然,在判断其他近视防控产品的效果时也有同样的情况。

第二节　角膜塑形镜

20 世纪 50 年代人们就发明了第一代角膜塑形镜,但由于当时使用的镜片材料透氧性较差,矫正效果也不理想,第一代角膜塑形镜并没有得到大规模使用。随着研究的不断深入,镜片材料和产品设计不断改良,加上世界范围内的近视率越来越高,从 21 世纪初开始,角膜塑形镜得到大规模推广使用,目前已经成为矫正青少年儿童近视的一种安全有效的措施。

一、角膜塑形镜及其作用

眼轴长度即为眼睛角膜中央至后面视网膜黄斑中心的距离。近视眼是由于眼轴逐渐变长或者角膜和晶状体曲率过大导致眼睛在调节放松状态下,平行光线经过眼球的屈光系统屈折聚焦在视网膜之前,而没有在视网膜上聚焦成像,导致人们远视力下降、看不清远处物体的一种眼部疾病。

角膜塑形镜起源于美国,英文全称 Orthokeratology,简称 OK 镜。角膜塑形镜是一种物理矫形治疗镜,其镜片使用透气性较好的硬质材料制作而成。角膜塑形镜呈半圆弧状,逆几何设计,镜片中央区弧度较小,周边弧度较大,使镜片与角膜之间的泪液分布不均,产生的力学效应可以改变角膜的几何形态,使近视患者角膜中央光学区变平坦、周边区域角膜变陡。变陡峭的中央部使得光线聚焦在视网膜前面产生近视性离焦,达到延缓眼轴增长和近视度数加深的效果。

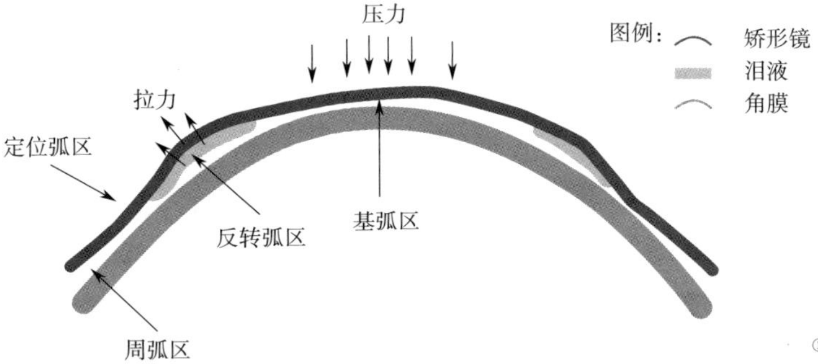

①

黄斑是视网膜上视觉最敏锐的部位,通常所说的眼屈光状态主要测量的是黄斑区。“青少年近视度数越大,视网膜周边远视性离焦越明显。距黄斑区越远,远视性离焦越明显。

① 杜兆江. 孩子近视了,家长怎么办[M]. 北京:化学工业出版社,2022:108.

佩戴角膜塑形镜后，视网膜各区域周边远视性离焦变小，距黄斑区越远越明显”[①]。

在佩戴过程中，角膜塑形镜能暂时降低近视患者的眼轴长度，使平行光线经过眼球的屈光系统往后聚焦在视网膜上。每天夜间戴镜 8~10 小时，第二天白天可以提供一天比较清晰的裸眼视力。一般不需要再佩戴框架眼镜，避免佩戴框架眼镜带来的不便。如果近视度数较高，第二天下午晚些时候可能需要佩戴度数较低的框架眼镜，但不影响减缓近视度数的增加。对于中低度青少年患者而言，正确佩戴角膜塑形镜能延缓眼轴增长，进而控制近视度数的增长[②]。相比其他矫正方式，角膜塑形镜能减缓患者眼轴的生长速度，减缓效果达到 50%[③]，也有研究介绍可以延缓 60% 眼轴的增长[④]，数据不同，但都表明该镜在控制青年近视度数增长方面效果明显。

角膜塑形镜的好处在于只需要晚上佩戴，不影响白天学习运动等，有助于提高青少年学生的生活舒适度。

① 尚玥，吕勇. 近视青少年的视网膜周边离焦及角膜塑形镜对周边离焦的影响[J]. 河南医学研究，2022，31（4）：609-613.

② 罗妍，罗武强，陆鹏飞，等 . 角膜塑形镜联合 0.01%阿托品滴眼液对青少年中低度近视的控制疗效[J]. 国际眼科杂志，2021，21（1）：47-52.

③ 唐文婷，李佳倩，周里深，等. 角膜塑形镜对青少年近视的相对周边屈光度影响[J]. 国际眼科杂志，2021，21（4）：734-737.

④ 邹蕾蕾，李谐，刘红. 角膜塑形镜：近视控制的神奇利器[J]. 科技视界，2023，13（32）：26-29.

有研究表明，规范佩戴角膜塑形镜一个月后，95.1%的300度以下近视患者可以恢复到0.8及以上，86.7%的300~600度近视患者可以恢复到0.8及以上[①]。

佩戴角膜塑形镜前期以恢复视力为主，后期以稳定视力与维持角膜形态为主[②]。角膜塑形镜能延缓近视增长的速度，但不能一劳永逸地解决近视问题，且患者是否能坚持规范戴镜对矫治效果影响很大，如果不能坚持佩戴角膜塑形镜，近视度数控制效果就不明显。

二、角膜塑形镜的副作用

角膜塑形镜是美国FDA和中国SFDA批准可以用于夜间佩戴的隐形眼镜。长期佩戴角膜塑形镜有助于改善青少年近视患者的视力、减缓眼轴增长的速度。

虽然角膜塑形镜的材质不断改进，也采用了高透氧性的材料，但上海市眼病防治中心主管护师陆玉宇等人的研究表明，长时间佩戴也会产生角膜缺氧等问题，对眼表、泪膜功能造成不良影响，增加并发症发生率，包括异物感、干眼症等。佩戴角膜塑形镜患者常有干眼症的主观体验，且相关症状在

---

① 郭嫱. 角膜塑形镜控制青少年近视的作用有哪些[J]. 人人健康，2023(32)：57.

② 王瑾，李军，李盼，等. 不同设计的两种角膜塑形镜对青少年低度近视控制效果的对比分析[[J]. 延安大学学报(医学科学版)，2021，19(4)：28-32.

戴镜一年后还会持续存在[①]。

青少年学生课业负担越来越重，绝大多数学生睡眠时间不足，加上过度使用电子产品，结膜炎、干眼症等发病率不断升高。佩戴角膜塑形镜的患者，更要注意做好护理，减少副作用。

三、佩戴角膜塑形镜的要求

1. 年龄和近视程度

角膜塑形镜佩戴要求较高，一般适用于 8 岁以上的青少年，近视度数在 75 度以上、450 度以内，一般不超过 600 度，散光低于 200 度。

青少年正处于身体发育阶段，泪液蒸发迅速，长期佩戴角膜塑形镜会对泪液功能造成一定影响，降低泪液破裂时间，且年龄越小变化越明显[②]。所以一般不建议 8 岁以下青少年佩戴角膜塑形镜，以免损害角膜。

2. 配镜要求

角膜塑形镜属于三类医疗器械，有一套严格、规范的验配

---

① 陆玉宇，朱梦钧，吴圣城. 配戴角膜塑形镜青少年的干眼症状调查[J]. 上海护理，2022，22(7)：25-28.

② 王宏. 不同年龄青少年长期配戴角膜塑形镜对眼球参数及泪液的影响[J]. 中国医疗器械信息，2022，28(19)：141-143.

流程,需要在有资质的眼科医疗机构验配。验配人员需要具有中级专业技术资格,具有丰富的验配经验。除了年龄和视力条件以外,验配前专业人员要对佩戴者全身和眼睛进行检查,排除不适合佩戴角膜塑形镜的情况,具体有以下几种。

(1)短期内眼部患有急慢性炎症(如结膜炎、角膜炎、泪腺与泪器炎症、葡萄膜炎等)的患者。

(2)有近期使用可能对泪液分泌造成影响的药物(如溴苄环己胺、毛果芸香碱、新斯的明、糖皮质激素、环孢素等)的患者。

(3)患有会对泪液分泌造成影响的疾病(如糖尿病、营养不良等)的患者。

(4)具有视屏终端综合征相关干眼的患者。

(5)眼部具有明显眼外伤及手术病史的患者。

(6)患者具有倒睫、眼睑缺损、睑内翻、睑外翻等可能影响眼表健康的疾病。

3. 佩戴期间的具体要求

在佩戴角膜塑形镜期间,还要注意以下事项。

(1)保持良好的生活习惯。要保证视力矫正效果,孩子需要保证夜间睡眠期间正常的佩戴时间,一般每天要佩戴8~10小时,不能时间太短或者太长。时间太短影响矫治效果,时间太长则可能会引起角膜缺氧影响眼表功能导致干眼。

这就要求佩戴角膜塑形镜的青少年近视患者在周末和节假日都要正常作息，不能熬夜或者长时间睡懒觉。

（2）有问题及时联系医生。在佩戴期间眼部出现任何不适都要及时联系验配医生，患有感冒、发烧等疾病时，可以根据医生建议暂时停戴。

（3）定期复诊。佩戴角膜塑形镜需要定期复查，戴镜后第一天、一周、一个月、三个月都要定期联系医生复查，以后每三个月检查一次。

（4）定期更换角膜塑形镜。角膜塑形镜都有保质期，一般一年半左右更换一次，最多不超过两年。过期的角膜塑形镜透氧性下降，超期佩戴容易导致眼睛发红、疼痛等，同时眼镜塑形功能减弱，既影响眼睛健康，又降低矫治效果。

四、佩戴角膜塑形镜的成本

1. 佩戴角膜塑形镜的费用

国产角膜塑形镜一副 6 000 多，进口的一般一万多一副，加上护理费、检查费，一般每年要两万左右。如果从 8 岁开始到 18 岁一直戴角膜塑形镜，十年时间基本上要花费 20 万。

角膜塑形镜是硬质透气性镜片，镜片中心比较薄，遇冷容易变脆，在佩戴的时候不小心容易打破，还需要重新更换镜片。到医院配镜还会耗费大量时间与金钱。

2. 佩戴角膜塑形镜的时间成本

与金钱成本相比,对中小学生来讲,时间成本更加重要。中小学生课业负担较重,每天都要花很多时间来做作业,保证睡眠时间就更加迫切。晚上佩戴角膜塑形镜前用护理液清洗,早上起床摘下眼镜还要用护理液清洗,大概每次佩戴、取镜都要花费半小时左右,这对本就睡眠不足的中小学生来说,也是不得不考虑的重要成本。

五、角膜塑形镜的长期效果

天津医科大学眼科医院博士生导师魏瑞华等介绍,为了验证角膜塑形镜的长期佩戴效果,日本眼科专家跟踪了 59 名 8~12 岁连续佩戴角膜塑形镜的儿童。五年内,佩戴角膜塑形镜的这 59 名儿童平均眼轴增长 0.99 mm,明显低于佩戴单焦眼镜的对照组,对照组眼轴平均增长 1.41 mm。同时发现,第一年角膜塑形镜的治疗效果最好,第二年儿童眼轴增长出现下降,在佩戴角膜塑形镜治疗的前 3 年,试验组和对照组儿童眼轴增长差异显著,但第 4 年和第 5 年,两组儿童眼轴增长速度并无明显差异。由此可见,佩戴角膜塑形镜一般不宜超过五年,否则难以取得理想的治疗效果[①]。

---

① 魏瑞华,张红梅,刘盛鑫,等. 加强我国儿童青少年近视的科学预防与控制[J]. 眼科新进展,2023,43(1):1-6.

国家眼耳鼻喉疾病临床医学研究中心（眼部疾病）童益暄医生介绍，Pauné 等人进行的一项 Meta 分析发现，角膜塑形镜对于近视的控制效果为 40%~60%[①]，有效率还有待于进一步提高。

第三节　阿托品滴眼液

由于近视不断增长的特性和青少年儿童身体不断发育的现实情况，近视矫治最好的方法就是有效控制近视增长的速度。作为有效控制近视增长速度的常用药物，阿托品的疗效得到广泛认可。到目前为止，阿托品滴眼液仍是唯一经循证医学验证能有效延缓近视进展的药物[②]。

一、阿托品滴眼液简介

阿托品是一种抗胆碱药物，可以解除平滑肌痉挛，还能导致瞳孔扩大，起到散瞳的作用。眼科医生主要用阿托品滴眼液来扩张瞳孔，在眼底检查和眼科手术中更清楚地观察眼球

① 童益暄，瞿佳，胡亮. 儿童青少年近视防控新进展[J]. 现代实用医学，2023，35（5）:561-564.

② 中华医学会眼科学分会眼视光学组，中国医师协会眼科医师分会眼视光专业委员会. 低浓度阿托品滴眼液在儿童青少年近视防控中的应用专家共识（2022）[J]. 中华眼视光学与视觉科学杂志，2022，24（6）: 401-409.

内部结构。近年来，阿托品滴眼液广泛用于青少年近视防控，取得了良好的治疗效果。

阿托品滴眼液主要通过两个途径防控近视增长，一是可以有效延缓眼轴增长。眼轴增长越快，说明近视增加的速度就越快。阿托品滴眼液可以通过延缓眼轴增长有效控制近视增长速度。二是使眼部肌肉放松。阿托品类散瞳药能彻底缓解睫状肌紧张，消除眼睛疲劳，使眼部肌肉完全放松，达到防控近视增长的目的。

根据《低浓度阿托品滴眼液在儿童青少年近视防控中的应用专家共识（2022）》，阿托品滴眼液适用于4岁至青春期的近视患者（青春期一般是指14~16岁，中国台湾地区也有用到15~18岁[①]），近视为50度及以上，每年度数增长在50度及以上，或者每年眼轴增长在0.3 mm以上。其中伴有近视快速进展危险因素（如高度近视家族史、发病年龄早、近视初始屈光度高）的儿童可较早进行干预。

小于6岁的儿童，用药需要更加严格的监控和随访。18岁以后的青少年，如近视仍较快进展或用眼负荷仍较大，可考虑适当延长用药时间。

---

① 罗勤. 儿童“近视救星”：低浓度阿托品[J]. 家庭医学，2024（3）：8-9.

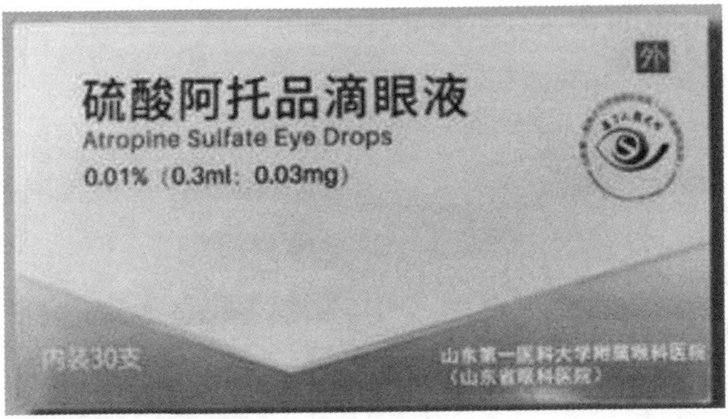

尽管阿托品滴眼液具有延缓近视增长的作用，但一直作为院内制剂使用。2024 年 3 月 11 日，兴齐眼药发布公告，国内首款硫酸阿托品滴眼液获国家药监局批准上市，获批的硫酸阿托品滴眼液规格为 0.01%（0.4 毫升：0.04 毫克）。获批临床适应证为：用于延缓球镜度数为 100~400 度（散光 ≤1.50D、屈光参差 ≤1.50D）的 6~12 岁儿童的近视进展。

目前，阿托品滴眼液对近视的防控作用原理还不清楚，关于阿托品滴眼液对人眼近视的防控作用机制，仍需要进一步研究证实。

二、阿托品使用剂量及防控效果

根据中华医学会眼科学分会眼视光学组和中国医师协会眼科医师分会眼视光专业委员会联合起草的《低浓度阿托品

滴眼液在儿童青少年近视防控中的应用专家共识(2022)》介绍:“阿托品滴眼液的近视控制效果呈现浓度依赖效应。高浓度阿托品滴眼液对近视的控制效果可高达60%~96%,但是畏光等副作用较为严重,且存在停药后反弹效应。0.01%阿托品滴眼液具有良好的延缓近视进展效果,且和高浓度阿托品滴眼液相比具有最小不良反应以及停药后最小反弹效应。”

当然,眼科专家也一直在探索不同浓度阿托品滴眼液对近视防控的具体作用,包括0.01%、0.02%、0.025%、0.05%,0.1%和0.25 %,甚至0.5%的较高浓度。阿托品浓度越高,控制效果越好,但不良反应发生率也越高,停药后近视反弹现象也较明显。使用高浓度阿托品,出现长时间的散瞳作用,导致患者出现畏光、视近模糊等,长时间用药还会出现口干等其他副作用[①]。

2021年10月,国家卫生健康委员会发布的《儿童青少年近视防控适宜技术指南(更新版)》,明确指出,儿童或青少年近视患者需要使用0.01%阿托品滴眼液控制近视增长速度时,要到正规医疗机构,经专业医生检查后开具处方购买,并按照医嘱使用。

使用阿托品滴眼液一般建议每日1次,睡前使用。“睡觉前每只眼睛各点一滴,闭上眼睛后按住内眼角2分钟,避免被

① 罗勤. 儿童“近视救星”:低浓度阿托品[J]. 家庭医学,2024(3):8-9.

鼻黏膜吸收,减少可能的副作用。首次使用低浓度阿托品滴眼液,建议使用半个月至 1 个月时进行复查,此后每 3 个月随访 1 次"[①]。

由于低浓度阿托品作用较轻,需要长期用药才能保证较好的疗效。根据研究,建议 0.01%阿托品滴眼液至少要连续用药 2 年,后续如果还有加深,可以用到 5 年。当近视度数年度增长<50 度时,可以合理停药。

由于阿托品滴眼液只是延缓近视增长速度,不能显著降低近视度数,如果近视情况已经影响学习生活,还要配合使用框架眼镜。多项研究表明,低浓度阿托品联合框架眼镜、角膜塑形镜使用,可以获得更好的疗效[②]。

山西医科大学第一临床医学院刘媛媛等人和首都医科大学附属复兴医院眼科刘姗等人的研究表明, 0.01%阿托品每日滴眼与隔日滴眼两种治疗方案控制近视增长速度的疗效基本一致,两种方案患者出现畏光反应和近距离视物模糊的症状发生率接近。畏光反应可以通过佩戴墨镜或者遮阳帽缓解,随着持续用药,畏光反应逐渐减轻,视近困难也明显缓解。

① 陈莉,毛士龙. 低浓度阿托品眼药水是近视神药吗[J]. 家庭医学, 2023(1): 56-57.

② 罗勤. 儿童"近视救星":低浓度阿托品[J]. 家庭医学,2024(3):8-9.

说明 0.01%阿托品滴眼液隔日用药具有更好的应用价值[①②]。

三、阿托品滴眼液引起不适反应及原因

使用阿托品滴眼液可以有效减缓青少年近视增长速度，但也会出现畏光、近距离视物模糊等不良反应。这主要是因为阿托品滴眼液对瞳孔括约肌有一定的麻痹作用，造成瞳孔直径扩大，进入眼内的外界光线相应增加，从而出现畏光反应[③]。

天津市眼科医院杨晓艳等人研究表明，即使较低的浓度，阿托品滴眼液浓度不同依然具有明显程度不同的不适反应，“在 0.01%和 0.02%组，在太阳光下出现畏光的比例为 23%和 33%，2 周和 4 周内出现视近模糊的比例分别为 4.9%和 5.1%”[④]。

虽然 0.01%的阿托品滴眼液是一个较低的浓度，安全性较高、副作用很小，但患者使用后依然会出现畏光、视近困难

① 刘媛媛，冯雪亮，张馨心. 0.1 g · L^{-1} 阿托品不同给药频次对青少年屈光不正患者屈光度及调节功能的影响[J]. 眼科新进展，2023，43(3): 212-216.

② 刘姗，王海伟，田沫，等. 低浓度阿托品不同给药方式治疗青少年近视有效性及安全性的临床研究[J]. 中国斜视与小儿眼科杂志，2022，30(1): 15-18.

③ 宫博腾，魏端华. 阿托品控制近视相关机制研究进展[J]. 中华实验眼科杂志，2018，36(12): 951-955.

④ 杨晓艳，李丽华，王雁. 低浓度阿托品在青少年近视防控中的最新进展[J]. 武警后勤学院学报(医学版)，2021，30(6): 152-156.

等症状。孩子点了阿托品滴眼液以后，会出现类似花眼一样看近物轻微模糊的症状，对孩子看书学习有一定影响。

需要明确的一点是，阿托品滴眼液主要是用于延缓近视增长的速度，不能作为预防少年儿童近视的药品，不可以给没有发生近视的孩子使用。另外，患有青光眼、颅脑外伤、心脏病的人不能使用阿托品滴眼液，角膜炎等伴有畏光反应的眼部疾病痊愈后可以使用。

第四节　五花八门的近视矫治产品

目前我国青少年近视率越来越高，近视低龄化现象越来越严重，部分孩子 4 岁就没有了远视储备，甚至近视一二百度。在课业负担较重、大量使用手机、平板电脑等电子产品的情况下，如果孩子早早近视，将来高中毕业几乎必然发展成高度近视。

绝大多数家长一旦发现孩子近视，都非常着急，希望能想方设法帮助孩子做好近视防控工作，最好能降低孩子近视度数。近视防控相关服务和产业已经成为一个数以千亿计的庞大市场。

面对孩子普遍近视、高度近视必然造成严重后果的重大社会问题，既有严肃的企业和专家研究探索有效的防控措施和矫治产品，也有部分商家借家长急于治疗孩子近视的焦虑心理，提出各种噱头和貌似高科技的仪器设备与方法，不仅没有取得理想的近视矫治效果，反而耽误了孩子的近视防控工作，甚至影响孩子的心理健康。

一、虚假宣传夸大防控效果，吸引家长高价购买近视防控产品和服务

社会上一些近视防控机构为了盈利，打出各种令人眼花缭乱的宣传口号，“按摩一疗程，快速恢复视力”“一百天摘掉眼镜”“中医按摩，专治近视”“中医世家、家传秘方”等，商家推销的产品既有各种所谓“高科技”眼部肌肉训练仪，也有针灸治疗、穴位按摩，还有各种叶黄素、明目贴、护眼贴等，多数价格不菲。这些产品也许有的有一定效果，但具体哪些有效果，哪些没有效果，由于各种产品宣传广告鱼龙混杂，绝大多数家长很难辨别，难以做出正确的选择。

为了更好地做好近视防控工作，教育部、国家卫生健康委等主管部门多次发文，加强近视防控产品和服务管理。2022年10月，教育部办公厅、国家卫生健康委办公厅、市场监管总局办公厅联合发布《关于进一步规范校园视力检测与近视防控相关服务工作的通知》，明确要求“各地市场监管部门要依

法从严查处使用‘康复’‘恢复’‘降低度数’‘近视治愈’‘近视克星’‘度数修复’等误导性表述对儿童青少年近视防控产品进行营销宣传的行为”。

2023 年 8 月，国家疾控局发布《儿童青少年近视防控公共卫生综合干预技术指南》，要求严厉打击儿童青少年近视防控产品虚假违法营销宣传行为。

尽管国家多次发文，近视防控商家还是想方设法偷换概念，用不切实际的近视治疗效果吸引急于治疗孩子近视的家长。

二、防控效果不佳，推卸责任应付家长质疑

一些家长看到孩子近视，急于为孩子治疗，希望能恢复视力，但正规医院眼科医生不可能给家长不切实际的保证，加上社会上各种近视治疗机构夸大宣传，其往往抱着病急乱投医和试试看的心理，带着孩子去花高价治疗近视。

由于目前医学领域还没有提出得到专家公认、经过广泛验证的近视发生发展的科学理论，各种医学角度的近视理论又过于专业不好理解，加上普通家长没有足够的近视防控专业知识。部分商家用一些模棱两可的承诺来欺骗家长，对近视的孩子说可以提高视力水平，诱导家长“近视防控越早越好，一直持续到高中毕业才行”，不近视的孩子使用他们的设

备可以保护孩子的远视储备。

治疗一段时间以后,部分家长发现不仅没有降低近视度数,有的近视度数增长更快。家长投诉这些近视治疗机构时,这些机构又以“孩子依从度不够”“阳光下户外活动时间过少”“不科学用眼时间过长”等各种理由推脱,家长花了钱、耽误了时间,却没有取得理想的近视防控效果。

三、基于近视原理判断近视防控产品及服务的效果

只有明白孩子近视发生发展的基本规律,才能准确判断各种近视防控产品和方法能不能有效防控近视。

除了病理性近视以外,绝大多数中小学生近视本质上都是“长时间同角度等近距离看小物体”导致角膜曲率变大、晶状体变厚或者眼轴增长造成的。从学生大规模近视的现象来看,等距离用眼距离越近、时间越长、看的物体越小,近视发生发展的速度越快,近视度数增长得越快。和光线的成分、身体营养等也许有一点关系,当然即使有关系,也不会很大。

中小学生在课堂听课、课后作业、使用电子产品的过程中,长时间同角度等近距离看小物体导致近视。较长时间的户外活动等可以减少学生等近距离用眼时间,可以有效减缓

近视发展的速度。角膜塑形镜、阿托品等可以部分降低角膜曲率、减缓眼轴变长的速度,可以不同程度地减缓近视发展的速度,但也不是对所有学生都有效。

即使权威医院的眼科专家用各种近视防控产品和技术也无法保证长时间使用电子产品、课业负担过重的中小学生近视度数不再增长,只能有限降低近视增长度数,尽可能避免孩子高中毕业以前发展成为高度近视,降低因为高度近视带来的各种眼部疾病风险。

至于眼部按摩、耳针及梅花针等治疗方法是否能够治疗近视,南方医科大学南方医院主任医师吴京等多数眼科专家都认为"这些方法能对改善视觉疲劳有一定效果,但对近视治疗尚无可靠证据"①。

手机、平板电脑等电子产品的屏幕会发出蓝光,基于此,部分镜片企业开发出声称可以过滤电子产品蓝光的镜片,宣传可以减轻电子产品中的蓝光对眼睛的伤害。事实上,电子屏幕产生的蓝光要比阳光中的蓝光弱得多,自然光中的蓝光对于儿童生长和视力发育有促进作用,适当的自然光暴露是有益的。当然如果阳光过强紫外线强烈,可以戴太阳镜保护眼睛。眼科专家认为,没有证据表明电子屏幕产生的蓝光会

---

① 吴京. 近视成"国病":儿童青少年近视该如何正确防治[J]. 家庭医学,2017(7):22-23.

伤害眼睛，防蓝光眼镜没有得到眼科学界的广泛认可[①]。

孩子上学后，很多家长都会给孩子在书桌上安装防近架，单纯从防控学生近视的角度来看，由于近视主要是学生“长时间同角度等近距离看小物体”造成的，使用防近架不会显著增加学生读书、写作业过程中用眼距离，学生眼睛到图书、作业本的距离依然较近且没有远近调节，理论上对于近视防控不会有作用，当然对于调整坐姿可能会有一定价值。

部分学校也把为学生安装防近架作为学校近视防控的典型经验，尽管成本很高，事实上也难以取得理想的近视防控效果。

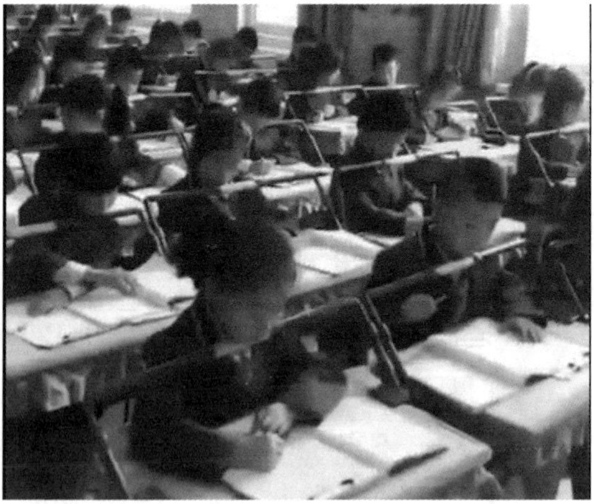

① 杜兆江. 孩子近视了，家长怎么办[M]. 北京：化学工业出版社，2022：82.

为了对抗近距离用眼导致近视发生发展，有的厂家研发了拉远镜，就是通过两个镜片把书上的文字图像成像到比较远的前方，希望通过这种方式来减少近距离用眼的危害。这种用眼方式理论上有助于保护孩子视力健康，但拉远镜的视野周边有一点变形，孩子在初期使用的时候需要适应。另外，孩子看着远处的像同时手在作业本上写作业也不方便，同样需要一个适应和练习的过程。

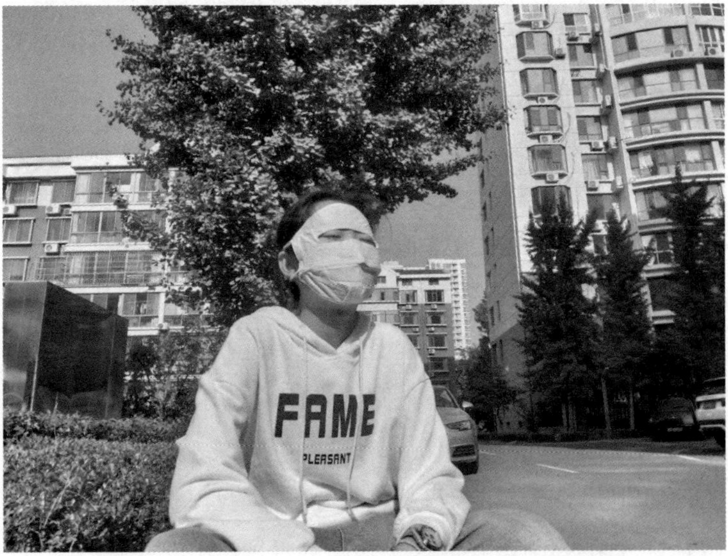

还有人说阳光下晒眼皮可以逆转近视，不少家长不顾炎热的气温和强烈的光照，让孩子戴上只露出眼睛的头巾，坐在

太阳底下晒眼皮，一坐就是半个多小时，孩子晒得汗流浃背。对此，洛阳市第一人民医院眼科副主任医师柳国华明确表示："晒眼皮不能缩短眼轴，更不会逆转近视。但是在晒眼皮的过程中，可以让眼睛得到暂时的放松休息，更像是一种户外活动。"

之所以出现不少家长坚持认为自己孩子采用某种近视防控模式以后有防控近视甚至逆转近视的效果，主要是当孩子近视了，家长会采取各种看上去有一定道理的防控办法，最后有的近视程度较轻、年龄较小的孩子的确出现了延缓近视甚至近视逆转的良好效果，但到底是哪一种方法起了作用，家长自己也说不明白。判断一种近视防控方法到底是否科学有效，还要根据近视发生发展的基本规律，根据近视的影响因素采取有针对性的措施才能取得明显的近视防控效果。

如果孩子近视了，在采取了教育模式防控近视的相应措施后，广大中小学生家长在为孩子选择近视矫正产品、制定近视防控方案时，还是要首先到专业眼科医院去系统检查、咨询，根据自己孩子具体情况选择适合的方案，不要听说一个方法就马上用在自己孩子身上，避免病急乱投医，不仅无法有效做好近视防控工作，还耽误了孩子的近视矫治。

第四章　近视防控的教育模式

青少年近视表面上是一种眼部器质性病变，致病根源却是生活、学习过程中不科学用眼的行为方式。因此，只有深入分析青少年在生活、学习过程中不科学用眼状态，提高他们自己科学用眼的意识和家长、教师保护孩子视力健康的意识，减少孩子在学习生活中不科学用眼的活动和时间，才能从源头上解决问题，有效防控青少年儿童近视发生发展，保护他们的视力健康。

第一节　幼儿远视储备现状

6 岁前是幼儿眼睛和视觉发育的关键期，幼儿期如果不重视用眼卫生会严重伤害孩子的视力健康，造成近视低龄化，将来很容易发展成高度近视。因此，6 岁以前是做好近视防控关口前移的重要时期。

一、6 岁幼儿远视储备基本情况

随着幼儿经常性使用手机、平板电脑等电子产品，幼儿视力健康受到巨大影响，他们的远视储备不足现象随年龄增加越来越严重。

2020 年，潍坊市奎文区卫生综合执法大队王洁等人对奎文区 4 所小学共 2133 名学生进行视力表和非散瞳计算机验光检查。二年级学生远视储备耗竭，提示应在小学阶段及时采取针对性干预措施，进行综合防治[①]。

陈丽梅调查研究发现，2021 年天津市滨海新区 3~6 岁儿童可疑远视储备量不足率 44.3%[②]，幼儿远视储备问题急需关注。

国家卫生健康委员会生育健康重点实验室任浩然等联合桓台县妇幼保健院于敬春等研究 2021 年的近视监测数据发现，本地区儿童近视率随年龄增长呈上升趋势，3~5 岁上升趋势较缓，6 岁近视率较 5 岁上升明显，这与 6 岁儿童学习内容增加、等近距离视物时间延长、用眼负荷加重有关。本地区 3~6 岁儿童裸眼远视力不良率接近 20%，近视率略高于 3%，6

① 王洁，贾晓静，徐志颖.2020 年度潍坊市奎文区小学生视力及屈光状态现状分析[J]. 职业卫生与病伤，2021，36(4)：245-247.

② 陈丽梅. 学龄前儿童视力及屈光状态调查[J]. 中国城乡企业卫生，2022，37(12)：47-50.

岁儿童可疑远视储备量不足率达到46.0%[①]。

2023年，首都儿科研究所儿童保健中心崔明明等人研究发现，6岁儿童近视率高达14.3%，6岁前生理性远视每年递减明显，尤其儿童入园后眼球加速正视化，因此，要关注近视防控关口前移。

章丘区疾病预防控制中心曹洪生等人2024年7月发表的文章介绍，他们选取章丘区15个社区19所幼儿园5 237名幼儿，开展视力及屈光状态筛查工作，结果6岁幼儿可疑远视储备不足高达65.47%。

进一步调查表明幼儿远视储备不足存在性别差异现象。苏州大学汪玉通过对26 528名学龄前儿童视力情况分析发现，2020年男孩远视储备不足患病率为19.9%，女孩为18.4%，2021年男孩远视储备不足患病率为19.8%，女孩为18.2%。整体上学龄前儿童中男生远视储备不足患病率高于女生，远视储备不足患病率随着年龄而不断上升[②]。之所以出现学龄前男孩远视储备不足患病率高于女孩的现象，主要是男孩使用手机平板等电子产品时间更长。

---

① 任浩然，于敬春，刘扬，等. 山东某县3~6岁儿童筛查视力异常情况研究[J]. 中国生育健康杂志，2024，35(2)：129-133.

② 汪玉. 学龄前儿童远视储备状况追踪和相关因素分析[D]. 苏州：苏州大学，2023.

从上述分析来看,最近几年,幼儿远视储备不足现象越来越普遍,比例越来越高,男孩远视储备不足比率高于女孩。

为了更好地保护幼儿的远视储备,近视防控工作必须提前到在园幼儿,甚至是两岁左右开始从家长手里抢着看手机的婴幼儿。

二、幼儿远视储备过快消耗的原因

幼儿远视储备消耗过快既与家长、老师缺乏相关知识有关,也与幼儿不良生活习惯和用眼习惯息息相关。

1. 幼儿教师与家长缺少远视储备等相关知识

2024 年 5 月,淄博市某城区幼儿园对全园教师和家长开展问卷调查,发现:88%的教师对远视储备缺乏深入了解,8%的教师对远视储备不了解,16%的教师不确定远视储备如何影响孩子以后的近视率;44.6%的家长对远视储备不了解,5.2%的家长没有听说过远视储备这个词,46.5%的家长表示对远视储备只是一般了解,95.7%的家长不知道孩子现有远视储备值为多少,43.7%的家长不确定远视储备如何影响孩子以后的近视增长情况。

尽管是城区幼儿园,教师与家长多半都不了解远视储备的相关知识。

教师缺乏远视储备的相关知识,无法给予家长科学有效的指导，更没有主动设计保护幼儿视力的教育教学活动的意识。

由于家长不了解远视储备的相关知识，每当幼儿园检测幼儿视力的时候，家长只知道孩子不近视就放心了，其实不知道孩子已经消耗了宝贵的远视储备，接近近视边缘了。

2. 幼儿长时间使用电子产品严重损害远视储备

上海健康医学院陆俊杰等人调查闸北区一所市级示范性幼儿园 524 名幼儿视力情况，发现 78 名幼儿视力异常。经过研究，这部分幼儿接触电子产品的频率、时长、距离等对其视力有显著影响[①]。另外，视力正常幼儿中还有 51 名存在明显的眼干、眼红、眼痒、眨眼、流泪、刺痛等多种眼部不适症状。进一步了解发现这部分视力正常幼儿接触电子产品频率与其眼部不适频率高度相关。

幼儿看过几次手机动画或者手机游戏以后，就很容易沉浸其中。加上家长工作繁忙、回家又要忙家务，没时间照顾孩子或者嫌跟着孩子跑来跑去太累，就用手机、平板电脑等电子产品来照顾孩子。孩子一拿起手机就坐在那里不哭不闹，家长忙起来就忘了拿回手机。这些电子产品屏幕都是 LED 背光源，屏幕亮度很高，孩子长期看手机、玩平板电脑等电子产

① 陆俊杰，李芳芳. 学前儿童眼部不适与其家庭电子产品使用之间的关系及干预[J]. 学前教育研究，2016(3):50-56.

品对眼睛伤害非常大。孩子长时间等近距离盯着屏幕看,使得睫状肌一直处于紧张状态。长期不科学用眼,很容易过早消耗孩子的远视储备,甚至四五岁就变成近视[①]。

相对于成年人来说,视力疲劳对孩子眼睛的影响要大得多。因为孩子的眼球还处于发育阶段,睫状肌的调节能力特别强,比大人承受疲劳的时间更长。有些大人看 10 分钟手机就眼睛酸涩,难以忍受,孩子却感觉不到累。但当孩子觉得眼睛累的时候,实际上睫状肌已经紧张过度了。时间一长,睫状肌调节能力下降,就会逐步近视[②]。

可以说,手机平板电脑等电子产品就是大部分幼儿远视储备过快消耗的主要原因。

2019 年 4 月 24 日,世界卫生组织发布了有关幼儿接触电子屏幕时间的建议报告,建议 2 岁以下幼儿不要接触任何电子屏幕,2~5 岁儿童每天接触电子屏幕的总时间不能超过 1 小时。

3. 不良生活习惯影响孩子视力健康

良好的生活习惯有利于幼儿健康成长、保护幼儿视力,但

---

① 邵俊彦,任劼. 保护婴幼儿远视储备,让孩子远离近视[J]. 家庭医学,2022(6):24-25.

② 袁容娣,张雨平,李春梅,等. 预防近视 每天“目”浴两小时[N]. 健康报,2017-12-04(4).

现在幼儿普遍存在睡眠时间太晚和户外活动不足的现象，不利于幼儿视力健康发展。

根据某城区幼儿园调查了解，该幼儿园只有 15.4%的大班幼儿能在晚上 8 点半前入睡，53.8%的大班幼儿在晚上 9 点半前入睡，17.3%的大班幼儿在晚上 10 点半前入睡，甚至还有 9.6%的大班幼儿在 11 点前入睡，有 3.8%的大班幼儿甚至超过 11 点才入睡，幼儿入睡晚、睡眠不足的现象普遍存在，对幼儿视力健康产生不利影响。

户外活动不仅为幼儿提供了更多望远的机会和时间，有利于保护孩子视力，促进孩子视力健康发展。同时，孩子参加户外运动也显著减少了在家中近距离用眼的时间，更减少了孩子使用电子产品的时间，更有助于保护孩子视力健康。现在由于家长工作过于繁忙、加上生活区域内车辆过多不利于保护孩子安全，家长把孩子接回家后就很难保证孩子有足够的户外运动时间。无法保证孩子足够的远距离用眼时间，就不利于保护孩子视力健康。

第二节　3~6 岁幼儿远视储备保护措施

只有了解幼儿远视储备的形成原理，明确导致幼儿视力下降的主要影响因素，知道幼儿远视储备不足的危害性，才能更好地提高有关人员保护幼儿视力的积极性，做好幼儿远视储备保护工作。

一、影响幼儿远视储备的主要因素及防控思路

孩子在生活中正常用眼不会过快消耗远视储备并导致幼儿近视，不科学用眼才会过快消耗幼儿远视储备并导致近视。幼儿阶段，孩子在看手机、平板电脑等电子产品的时候不科学用眼时间最长，屏幕越小越亮、距离越近、时间越长，对孩子眼睛伤害越厉害，远视储备消耗越快。其他活动如读书、学弹钢琴等近距离用眼情况也会不同程度伤害孩子的视力，要想保护幼儿远视储备，防控措施必须从减少幼儿在看电子产品等活动中“长时间同角度等近距离看小物体”这一关键点入手。

家长作为孩子的监护人，在保护幼儿视力、促进幼儿养成良好用眼习惯及意识的过程中扮演重要角色。家长拥有正确的视力保健知识更有利于帮助孩子形成良好的用眼习惯。幼儿园的近视防控干预重点应放在对家长的宣传指导上，提示家长有意识地保护孩子远视储备，并以身作则减少室内近距离阅读和使用电子产品，尽可能多地带孩子进行户外活动。

幼儿园课堂教学中也要减少孩子不科学用眼时间，同时

改善灯光环境，保证孩子健康用眼。

二、做好幼儿远视储备保护工作的主要措施

仅仅有科学的指导理论和准确的工作思路是不够的，还要研究制定具体可行、容易操作的措施，才能多快好省地做好幼儿远视储备保护工作，保护幼儿远视储备，提高孩子视力健康水平。

（一）建章立制，提高幼儿园视力保护工作效果

1. 列入督导评价指标，提高幼儿园及教师保护幼儿远视储备的意识

教育行政部门制定督导评价标准，及时表彰幼儿远视储备保护工作先进单位，联系幼儿远视储备不足的幼儿园，共同制定幼儿远视储备保护工作方案。

幼儿园根据近视防控计划，定期安排幼儿进行视力检查并分析数据，将幼儿视力健康质量纳入监测评估，对视力异常幼儿进行追踪跟进，将幼儿视力健康情况百分比作为班级评优评先、年终考核的依据，及时奖励任教班级幼儿视力状况良好的教师。同时，幼儿园领导和近视防控骨干教师重点跟进视力保健工作不理想的班级，通过观察、座谈等，进一步提高有关班级视力保健工作效果。

2. 加强研究，逐步提升幼儿教师视力保健工作的科学性

组织近视防控专项课题研究，培养远视储备保护骨干教师。教科研部门定期组织近视防控课题申报，幼儿园鼓励教师积极申报课题，在自愿报名基础上，挑选部分有热情、研究能力较强的骨干教师，深入研究，在区域内快速形成一支幼儿远视储备研究专业队伍。

也可以通过聘请眼科医生进行专业指导、视力保健骨干教师在研究中尽快提高指导水平，逐步提高幼儿教师做好视力保健工作的科学性和有效性，尽快提升幼儿视力保健质量。

3. 提高家长保护孩子远视储备的意识，及时提醒视力状况不良的幼儿家长做好幼儿视力保健工作

家长知晓有关远视储备的知识有利于家长采取科学的育儿方式，减少幼儿使用电子产品等不科学用眼的时间，有效保护幼儿远视储备，因此幼儿园也要注重提高家长保护孩子视力健康的意识。在幼儿视力检查以后，根据检查情况及时通知视力不良的幼儿家长，带孩子到眼科医院进行检查，在专业人士指导下，做好幼儿视力保护工作。

4. 课程建设，提高幼儿自主保护眼睛的意识

由于绝大多数幼儿都具有向师性，教师组织幼儿开展保护眼睛、合理使用电子产品等课程教学活动，更有利于提高幼儿自我保护意识，使幼儿在生活中更容易接受家长合理使用电子产品的要求。

5. 改善幼儿活动区域光学环境

灯光也是影响幼儿视力健康的重要因素。根据幼儿科学用眼要求和幼儿园基本条件，逐步改善幼儿光照环境。为幼儿在教室内的学习活动提供健康、科学的视觉环境，保证幼儿有舒适的用眼环境。

6. 保证幼儿户外阳光下活动时间

适当强度的阳光照射有利于保护孩子视力，同时，阳光下户外活动过程中孩子以远距离用眼为主，更能有效缓解孩子视力疲劳，提高孩子视力健康水平。在天气合适的前提下，幼儿园要尽可能增加户外游戏活动，保护孩子身心健康和视力水平。

（二）提高家长保护孩子远视储备的意识，帮孩子形成良好生活习惯

意识是行为改变的前提，只有帮助家长充分了解视力保健的常识才能逐步形成家长有意识地保护孩子视力健康的行为习惯。

1. 通过家长会、公众号、班级群等渠道定期介绍视力保健常识，提高家长保护孩子视力的意识

家长都爱自己的孩子，更关心孩子视力健康，也关注每次视力检查结果。由于缺乏远视储备的常识，以为只要孩子不近视就行。他们虽然也担心孩子总是玩手机影响视力健康，但看到视力检查孩子不近视，就以为孩子视力没问题。

幼儿园通过家长会、幼儿园公众号和班级群等经常性给家长普及视力保健的知识，有利于提高家长主动保护孩子视力健康的意识，改善家长陪伴孩子的行为习惯，有效保护孩子视力健康。

改变家长的意识和行为习惯需要不断地提醒，因此最好每学期初由幼儿园视力保健骨干教师或者眼科医生等为家长讲授视力保健常识，每两周左右为家长推送有关视力保健的小知识、小经验等，不断提醒家长有意识地保护孩子远视储备。

上海市闵行区疾病预防控制中心徐晔倩等人运用互动式课程对学生开展三学期的干预研究，重点是给家长讲解远视储备知识、视力保健常识和近视的危害、儿童用眼习惯的培养等。研究发现，“98.99% 的家长认为互动式课堂满足其需求，99.5%的家长对课程总体比较满意。互动式健康素养课程干预后，幼儿园中班和小学三年级学生的近视防控知识的知晓率均有提高。互动式课堂干预措施使得近视发生的危险性降低”①。

① 徐晔倩，王伟杰，毕辰辰，等. 互动式课堂在儿童近视防控中的效果评价[J]. 健康教育与健康促进，2023，18(6)：592-594，608.

2. 帮家长逐步养成带孩子户外运动的习惯

户外活动不仅有利于孩子身体健康，更加有利于孩子接触阳光、放眼远望，缓解视力疲劳。不同的户外活动，对视力保健也有不同的价值，如踢足球、放风筝、射箭等有利于孩子望远，打羽毛球、扔沙包等有利于锻炼眼部肌肉，增强眼肌调节能力，有助于恢复视力健康。

提倡家长陪孩子户外运动容易出现家长没有时间的问题。家长说没有时间陪孩子运动的原因或者是忙于工作和生计，或者没有认识到户外运动的真正价值，这就需要幼儿园给家长宣传户外运动对孩子身心健康的实际价值，帮助家长设计合理的户外运动时间和线路，如在接送孩子的路上步行并在附近的活动场所随机锻炼、家长做饭时祖父祖母陪孩子在楼下小区玩游戏等，也可在班级群让家长分享一些有效的做法，开展 21 天养成户外活动习惯打卡等。

基于为家长出谋划策的角度，浙江省杭州市西湖区都市阳光幼儿园“通过一段时间的尝试和优化，大部分幼儿家庭形成了‘亲子户外，回归自然’的护眼观念及生活方式”[①]。

3. 联合家长帮孩子养成合理使用电子产品的习惯

幼儿远视储备过早消耗或者近视发生发展的主要原因就

① 仇晓萍，薛亚妮，刘淑美. 大班幼儿视力保健的创新策略与实践研究[J]. 学前教育，2023(19)：12-16.

是“长时间同角度等近距离看小物体”，长时间使用手机、平板电脑等电子产品是损害幼儿视力健康、消耗幼儿远视储备的主要原因之一，甚至是最重要的原因。

家长的观念和对幼儿使用电子产品的引导对孩子使用电子产品时间发挥着重要作用，杭州师范大学刘淑美教授等人的研究表明，“家长对幼儿视力保健管教行为越少，幼儿使用电子产品的时间越多”[①]。

从视力保护的角度来讲，更少使用甚至不使用电子产品才能更好地保护孩子视力。但在今天，很难完全禁止孩子使用电子产品。所以，家长一定要给孩子说明使用电子产品的益处和危害，和孩子清晰地制定使用电子产品的规则，养成合理使用电子产品的习惯。

孩子年龄越小，每次使用时间和一天总计使用时间越短。一般 4 岁以下每次使用时间不要超过 15 分钟，每天不要超过半小时。6 岁以下每次使用时间不要超过 20 分钟，每天不要超过 40 分钟，督促幼儿控制使用电子产品的时间，养成健康的用眼习惯。

当然，父母是孩子的第一任老师，父母的榜样示范对孩子的行为习惯起着重要的作用。规定孩子少用手机，父母也要

① 刘淑美，张凤琴，陈政友，等. 台湾学童家长视力保健管教及其子女数码产品的使用[J]. 中国学校卫生，2019，40(1)：34-38.

尽可能不要当着孩子面长期看手机视频。如果工作需要使用手机，可以给孩子解释清楚，看手机消遣的话尽可能等孩子睡觉以后再看。

浙江省杭州市西湖区都市阳光幼儿园的实践表明，幼儿园做好宣传普及工作，有利于孩子正确使用手机，“实施护眼行动以来，我们通过调查发现幼儿使用电子产品的时间发生了很大变化，节假日使用电子产品每天 1~3 小时的幼儿由原来的 43.89%下降到现在的 21.5%，每天使用 5~7 小时的幼儿由原来的 2.31%变为现在占比为 0”[①]。

4. 保证孩子足够的睡眠时间

按时早睡、保持充足的睡眠一是有利于孩子养成良好的生活习惯，促进身心健康成长，二是有利于减少孩子使用手机、平板电脑等电子产品的时间，本质上有利于保护孩子视力健康。

幼儿园通过家长会、班级群、公众号等途径向家长做好宣传，家长之间也可分享促进幼儿早睡的好办法，如和孩子制订按时作息的生活计划，家长按时陪孩子睡觉，睡觉前不看手机电视，家长可以给孩子讲个故事，营造安静的睡眠环境等。

实践表明，家园合作，能够有效培养孩子早睡的良好习

---

① 仇晓萍，薛亚妮，刘淑美. 大班幼儿视力保健的创新策略与实践研究[J]. 学前教育，2023(19)：12-16.

惯，显著减少孩子晚睡的比例。

5. 其他减少幼儿不科学用眼活动的措施

增加游戏活动。设计适合幼儿年龄阶段的游戏活动，提倡家长陪孩子一起做游戏。用好玩的游戏活动培养孩子的多方面能力，同时减少孩子使用手机、平板电脑等电子产品的时间。

少读多听，进一步减少幼儿指读绘本等材料过程中“长时间同角度等近距离看小物体”的情形，可以适当采取家长读、孩子听的方式，让孩子了解绘本故事，培养想象能力。

（三）培养孩子保护眼睛、合理使用电子产品的意识和习惯

如果幼儿没有保护眼睛、合理使用电子产品的意识，很多时候家长也难以有效管理孩子，特别是身边其他大人和孩子都在看手机的情况下，孩子可能更容易和家长讨价还价，过度使用手机。

从这个角度讲，幼儿园老师和孩子一起学习有关爱眼护眼、合理使用手机的知识，孩子知道了保护眼睛的知识，初步具备了不合理使用手机会伤害眼睛的意识，才能更好地听从家长的意见，和家长一起遵守使用手机的规则。

1. 和孩子阅读有关保护眼睛的绘本

每学期可以和孩子阅读一本有关保护眼睛的绘本，如

《认识眼睛》《手机有什么用》《近视了怎么办》《姐姐的眼镜》等，让孩子在阅读绘本、讨论的过程中逐步增强保护眼睛的意识。

2. 和孩子一起学唱保护眼睛的儿歌

围绕保护眼睛、合理使用手机等主题，编写一些朗朗上口的儿歌，教幼儿学唱这些儿歌，也可让孩子回家后教给爸爸妈妈。家长可以用这些儿歌来提醒孩子保护自己的眼睛。

3. 和孩子玩保护眼睛的游戏

围绕保护眼睛、合理使用手机等主题，设计相关游戏，帮助幼儿在游戏过程中加深理解，也可在家长会上让家长和幼儿一起表演这类主题的游戏，进一步提高幼儿保护眼睛的主动性和自觉性。

给家长分享有关保护眼睛、合理使用电子产品的信息，和幼儿一起开展的类似活动尽可能做到间周一次，不断强化家长和幼儿保护眼睛的意识，才能更好地保护孩子视力健康，提高视力水平。

（四）提醒幼儿使用电子产品的时间、距离与姿势

少年儿童过度使用电子产品的时间与眼轴长度增加高度相关，有研究报道，“儿童青少年每周使用电子屏幕累计超过4小时者与不使用电子屏幕者相比，近视概率要高8~10

倍”[①]。

除了使用时间以外，不合理的使用姿势也会影响孩子视力健康，因此，在减少使用时间的同时，还要注意孩子使用电子产品的姿势，更有效地保护孩子视力。

1. 电子屏幕使用时长与视力健康

等近距离用眼时间过长导致孩子眼睛过于疲劳，更容易近视。

据天坛医院眼科主任金崇华教授介绍：“正常视力儿童，等近距离连续收看 4 小时电视，视力减退一半；连续看电视超过 1 小时，视力下降达 30% 。”[②] 据此，金崇华教授建议儿童看电视一是要控制时间，二是要保持距离 2.5 米以上。

江苏省张家港市凤凰中心幼儿园丁丽亚园长文章中介绍，有专家发现“连续玩 20 分钟手机，幼儿视力会下降到 43.8 度近视状态，泪膜破裂时间平均为 5.3 秒，平均每分钟眨眼 7.67 次。”

2. 使用电子产品的距离

持续等近距离用眼是导致孩子近视的主要原因。2023 年，北京市通州区妇幼保健院主治医师侯月云研究发现，儿童

---

① 周行涛，王晓瑛，瞿小妹，等. 学龄期儿童青少年电子屏幕用眼健康管理专家指导意见[J]. 中国眼耳鼻喉科杂志，2023，23(3):191-195.

② 金崇华. 幼儿近视预防全教程[J]. 家庭教育，2009(10):44-45.

持续用眼30分钟后不休息望远要比持续用眼30分钟接着望远、休息视力异常发生率高2倍左右。平时看电视的距离小于2米的要比超过2米的发生视力异常的风险增大至1.369倍[①]。

3. 使用电子产品的角度和姿势

研究表明，幼儿视角20度左右、电子产品的屏幕在眼睛水平线下方、距离眼睛50厘米左右时，眼睛感受到的视疲劳程度最轻。在这个视角下眼睛不用过度睁开、泪液蒸发更慢，有利于减轻眼睛疲劳程度。举着手机看会睁大眼睛，使得眼睛更容易疲劳。

从专家研究与实践来看，少年儿童使用电子产品时间和近视发展、视疲劳密切相关。孩子过度使用电子产品必然造成眼睛过度劳累，包括眼干、流泪、视物模糊和头痛等。“一项针对三至四年级儿童的研究提示，观看平板电脑平均15分钟后，数字视疲劳评价指标之一‘眨眼次数’显著上升”[②]。为了缓解使用电子产品造成的伤害，眼科医生提倡“20-20-20”原则，即近距离使用电子产品20分钟后应休息并远望6米（20

① 侯月云. 北京市通州区学龄前儿童视力现况分析[J]. 上海预防医学，2023，35（12）：1236-1241.

② 周行涛，王晓瑛，瞿小妹，等. 学龄期儿童青少年电子屏幕用眼健康管理专家指导意见[J]. 中国眼耳鼻喉科杂志，2023，23（3）：191-195.

英尺）以上距离20秒。现在看来，20秒的望远时间不能有效缓解数字视疲劳，最好持续望远5分钟或更长时间才能有效保护视力。

附1：部分爱眼护眼儿歌

1. 护眼歌①

小眼睛，真能干。帮助我，看清楚。

看电视，要远离。玩手机，要节制。

转转眼，眨一眨。保护好，乐开怀。

2. 小眼睛，亮晶晶②

小眼睛，亮晶晶，爱眼护眼要记清；

手脏不要揉眼睛，眼睛难受找医生。

看书画画坐端正，手机平板要少碰；

用眼时间要控制，二十分钟停一停。

六米以外找目标，凝视目标一分钟；

坚持养成好习惯，健康快乐永相伴。

3. 爱眼儿歌③

小眼睛，是个宝，人人都要保护好。

---

① 贾彩虹. 爸爸的眼镜[J]. 山西教育，2020(1)：40-42.

② 王晓. 爱眼护眼小游戏的实践研究[J]. 山东教育，2024(9)：22-23.

③ 夏静. 宝贝，请保护好你的眼睛[J]. 家庭生活指南，2018(9)：119.

做眼操，不可少，预防工作要做到。

看电视，玩电脑，保持距离很重要。

看书报，光线好，时间久了要远眺。

眼睛全力保护好，幸福生活哈哈笑。

4. 限时使用手机的儿歌

手机手机很好玩，宝宝用好很重要。

二十分钟要休息，闹钟一响就放下。

5. 少玩手机

手机屏幕伤眼睛，感到疲劳要休息。

不能痴迷玩手机，爱惜眼睛靠自己。

6. 坐车不玩手机

坐车不能玩手机，晃来晃去伤眼睛。

听听儿歌看窗外，蓝天白云惹人爱。

附2：部分爱眼护眼绘本

1. 绘本《认识眼睛》

带领幼儿认识自己的眼睛，知道保护眼睛的重要性。适用于小班第一学期。

2. 绘本《姐姐的眼镜》

让孩子了解戴近视眼镜的原因和不方便，提高保护视力的意识。适用于小班第二学期。

3. 绘本《手机》

带领孩子认识手机，知道手机的用处和坏处，学会合理使用手机。适用于中班第一学期。

4. 绘本《手机保姆》

妈妈带着孩子去饭店和朋友聚会，一会儿宝宝吃饱了。没人和自己玩，宝宝拿着妈妈的手机玩起了游戏。适用于中班第二学期。

5. 绘本《车上的明明》

明明坐在汽车里看手机，手机晃来晃去，眼睛一会儿就累了。适用于大班第一学期。

6. 绘本《近视了》

强强是班里第一个戴近视眼镜的小朋友，几天前他的妈妈带他去看眼睛，医生说他近视了，必须戴眼镜才能看得清。适用于大班第二学期。

第三节 6~8岁学生视力保护措施

6~8岁正是小学一、二年级的年龄，为什么要把6~8岁单独拿出来研究如何做好近视防控工作呢？主要是一、二年级学生的学习有几个显著的特点，与这些特点相适应，6~8岁儿童的近视防控工作有一些相对特殊的地方。

一、一、二年级学生学习的特点

1. 一、二年级相对适合班级授课

一、二年级的学生年龄较小，组织能力、表达能力都比较弱，不太适合小组教学。一般情况下，课堂教学组织形式还是以传统班级授课制为主。当然任课教师熟悉小组教学的本质，也可以根据一、二年级学生的特点推进小组教学，更能保护学生视力。

2. 一、二年级国家要求不能布置书面作业

为了减轻学生过重的课业负担，2021 年 4 月 8 日，教育部办公厅印发了《关于加强义务教育学校作业管理的通知》，要求“学校要确保小学一、二年级不布置书面作业，可在校内安排适当的巩固练习。”同时，严禁校外培训机构给中小学生留作业，“坚决防止校外培训机构给中小学生留作业。”

二、基于一、二年级学生学习特点做好近视防控

1. 课堂教学设计注意保证学生科学用眼

学生在课堂上科学用眼就是要实现视近与视远相结合，避免“长时间同角度等近距离看小物体”，所以教师在课堂上

要注意根据学生科学用眼的规律来做好教学设计，把教师的讲解与学生的思考、练习、交流结合起来，不要让学生长时间盯着黑板。

2. 避免让学生课间休息时间坐在教室

部分学校出于安全考虑，除了上厕所的时间以外，让学生课后也坐在座位上。学生几乎一个上午、一个下午都坐在座位上，一直处于近距离用眼的状态，这会对学生视力健康造成较大的伤害，更容易导致学生近视的发生发展。从保护学生视力健康的角度讲，一定要让学生下课后走出教室，让学生的眼睛得到充分放松。2024 年 8 月 30 日，北京市教委规定："从今年秋季学期起，北京全市义务教育学校将对课间安排做出整体统筹优化，原则上落实 15 分钟课间时长，引导师生走出教室、走向户外、走进阳光。""强化监督检查，严禁拖堂和提前上课，不得随意缩短学生课间活动时长，不得对学生课间活动设置不必要的约束，坚决杜绝课间禁止学生出教室的问题，确保课间要求落实。"

落实这些措施，对保护学生视力健康和身心健康将起到显著的促进作用。

3."等远距离聚焦用眼"开展课后练习，把望远与学习结合起来，避免单纯望远带来的枯燥乏味

相对于学生课堂听课过程中用眼方式，书面作业过程中用眼距离更近、在作业本上写的字更小，这对学生眼睛伤害更大，连续做书面作业半小时以上就会影响学生视力健康。

怎么才能做到既提高学习质量又能有效保护眼睛呢？关键是学生课后学习、写作业过程中有意识地增加“等远距离聚焦用眼”时间。“等远距离”就是最好是 5 米以上，对于一、二年级学生来说，每次 5 米以上等远距离聚焦用眼不少于 30 分钟。这样的“等远距离聚焦用眼”既可以保护视力健康，也可矫治近距离用眼对视力造成的损害。

5 米以外怎么做作业呢？可以把每天需要熟读、背诵的课文、古诗词和数学口算练习等用挂历大小的纸张印刷成册，挂在房间墙上，学生在 5 米以外看着纸上的内容熟读成诵，为了增加孩子学习的积极性，家长也可以和孩子一起比赛，比比谁学得更快。数学计算也可采用这样的形式，锻炼口算能力。

字号大小和国际标准视力表 1.0 那一栏对应的符号“E”大小一致，高度和宽度均为 8 毫米左右。为了更好地提高视力保护效果，学生可以站在 5 米以外或者更远的距离来完成这些学习内容，只要能保证学生单眼都可以看清作业内容，那就能保护学生视力健康，保证学生 1.0 以上的正常视力。

4. 做好近视发展速度较快班级和学生的跟踪指导

每学期视力检测以后，学校和班主任要根据近视数据确定近视发展过快的班级和个别学生，分析影响学生视力健康的主要因素,制定相应的管理措施,有效保护学生视力。

做好上述教学与作业管理以外,依然要把学生科学使用电子产品作为保护视力健康的重中之重,一定保证学生“同角度等近距离看小物体”的连续使用电子产品的时间不超过20分钟,保证用“等远距离聚焦用眼”来减弱近距离用眼带来的危害,更好地保护学生视力健康。

做好这些近视防控工作,不仅可以有效保护一、二年级学生的远视储备,也可延缓学生近视发生的时间,有效控制学生近视发展的速度,甚至有可能降低近视度数。

5. 课后超远距离看电影有效矫治近视

为了预防和控制近视增长速度,眼科医生都会建议家长带孩子到户外运动,增加望远的机会。一般会让家长带孩子去空旷的地方,尽可能选择较远的目标,如天上的飞机、远处的路灯、高处的树梢等,坚持盯着这些远处的目标望远。

中小学生近视就是由于生活和学习过程中“等近距离”用眼导致角膜和晶状体变凸、眼轴变长形成的,那么望远,特别是长时间有固定目标的超远距离用眼可以使角膜和晶状体变平、眼轴变短,确实会有防控近视甚至矫治近视的作用,经常会听到有家长介绍带着孩子每天坚持望远然后视力恢复的案例。

基于防控近视的望远有几个显著特点,一是距离足够远,在能看见甚至基本看见的前提下，看得越远越好，至少看几十米以外的目标才能有一定的效果。二是有明确的目标，知道自己要看什么，视力要能聚焦于一个具体的目标，不能漫无目的随意去看。漫无目的随意望远，起不到矫治近视的效果。三是每次望远要持续一定的时间。这个时间当然是越长越好，但现代人最宝贵的就是时间，不论对大人还是学生来说，时间都是宝贵的，不可能长时间望远。当然，时间过少也没有效果。从经济和效果两个方面来看，每次望远的时间至少应为 40 分钟，相当于一节课的时间。

尽管望远是经济上最节约、效果上最安全的一种近视防控方法，但由于单纯望远枯燥乏味，绝大多数学生很难坚持长时间去盯着一个没有意义的目标，所以多数学生都无法通过长期坚持不懈的望远来改善视力。

那么有没有一种活动既能望远同时又不枯燥乏味、让孩子乐此不疲呢？

从学校的现实来看，还真有容易操作的方法，最简单的方法就是组织学生在各个学校的大会议室看电影。一般学校的大会议室长度都有几十米，在会议室前面的大屏上播放有关红色电影、科普世界、动画片等，组织部分近视的学生坐在会议室后面，远距离看电影，既实现学生远距离用眼矫治近视的目的，还能有一定的教育意义，同时避免了枯燥望远无法坚持的缺陷，一举三得。当然，在学生远距离观影的时候，还要注意调节大屏的亮度，避免亮度过高使学生眼睛疲劳。

根据这个思路，望远活动也可在学校教学楼走廊上进行，在教学楼走廊的一端装上较大尺寸的显示屏或者投影仪，学生在三四十米以外观看，既能望远，也不用担心刮风下雨无法外出望远。如果孩子已经近视了，那么望远的时候可以戴着眼镜，避免孩子看不清楚，眼睛更加劳累。

这个远距离看电影的活动可以安排在课后服务时间进行，既可以作为学生一个特色课后服务活动，也能有效做好近视防控工作。

当然，如果社区有合适的场所，组织社区中小学生在晚上写完作业以后远距离观看喜闻乐见的动画片、故事片电影等，既可以通过等远距离观看矫治近视，还可以减少学生在家玩电脑手机的问题，同样一举三得。

当然，在组织这个活动时，也要给家长介绍近视的形成规律，让家长明确望远的价值意义，更容易得到家长支持。理论上讲，小学一、二年级近视度数较低的学生，由于他们的眼睛调节能力很强，如果生活和学习中有效避免“长时间同角度等近距离”用眼，消除导致近视进一步增长的因素，加上长期坚持望远，应该能降低近视度数，甚至实现近视度数归零的理想效果。

第四节　8~19 岁学生视力保护措施

8 岁一般是上小学三年级的年龄，19 岁高中毕业。从三年级开始，学生一是学习科目逐渐增加，绝大多数小学都开设了英语课；二是开始布置书面作业，书面作业时间的长度也逐渐增加，适应这种学习时间延长和书面作业逐渐增加的变化，在继续保证学生合理使用电子产品的前提下，学生近视防控工作要做出相应改变。

一、真正开展小组教学

在学生没有大规模使用电子产品的时候，我国学生近视率已经很高了。那时候造成学生近视率过高的主要原因就是课堂教学和课后作业过程中的不科学用眼时间过长。

传统课堂教学模式下，学生长时间看黑板听老师讲课，导致学生“长时间同角度等近距离看小物体”，影响学生视力健康。

开展小组教学，教师精确讲解重点难点内容，然后学生自主学习，小组内部同学之间相互交流，实现深度学习，然后在各小组的小黑板上展示学习内容。在整节课的学习过程中，学生的用眼角度、距离、视物大小一直在改变，因此学生眼睛一直在调节中，有效保护了学生视力健康。同时，由于充分激发了全体学生的学习动机，保证了学生在课堂上的学习时间，实现了一对一的个别指导和深度学习，能保证提高全体学生的学习质量，实现全体学生成绩高、负担轻、近视率低的理想效果。

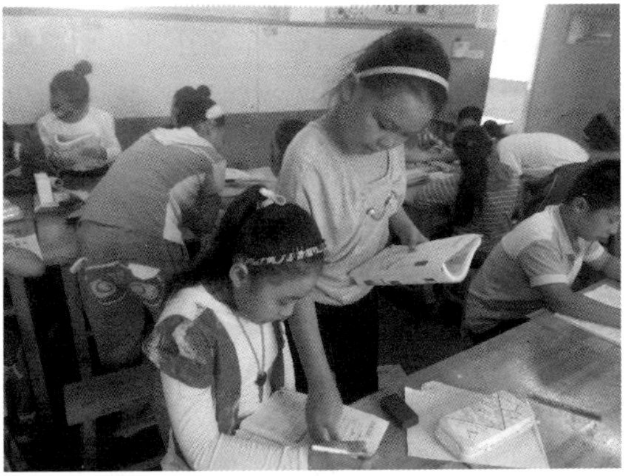

二、保证学生课间走出教室

小学基于防范安全风险的考虑，有的学校会安排老师在教室里看护学生，学生除了上厕所时间以外，都坐在教室里，影响学生身心健康和视力健康。

初中由于面临升学压力，经常出现学科教师无缝衔接的现象，上一节课的老师还没离开教室，下一节课的老师已经在教室外面等着上课了，这导致学生长时间坐在教室里。

学生长时间坐在教室里，眼睛一直处于近距离用眼的状态，长此以往，学生视力会进一步下降，学生近视发展的速度也会加快。

因此，从保护学生视力和身心健康的角度出发，要保证各个学段的学生下课后离开教室，走到教室外面开展一些有益身心的活动，使学生的眼睛处于健康用眼的状态，保护学生视力健康，预防学生近视并降低近视学生的发展速度。

三、科学布置课后作业

长时间做书面作业是导致中小学生近视发生发展的重要因素，甚至是主要因素。只有优化作业形式、丰富作业种类、有效减轻作业总量、注重作业效果，才能在通过作业提高学习质量的同时，有效保护学生视力，预防学生近视，控制已经近视学生的近视增长速度。

1. 作业形式多样化

课后作业减少纸面书写的作业，增加背诵、口头表达等作业形式，把书面练习与记忆、思维、表达结合起来，减少书面作业过程中“长时间同角度等近距离看小物体”的用眼方式，有效保护学生视力健康。

2. 加强错题管理类作业

错题整理是提高学习效率和学习质量的重要途径，学生作业特别是周末的作业要增加错题整理类型的作业，减少重复性作业，让学生在整理错题、梳理知识结构的过程中提高学习层次。

3. 控制作业总量

国家规定小学阶段3年级以上作业时间不超过60分钟，初中阶段作业时间不超过90分钟。由于学生写作业的速度有快有慢，所以国家对学生作业时间长短的具体要求很难真正实现。但控制作业总量的思路是正确的，过重的课业负担不仅影响了学生的身心健康，也伤害了学生的视力健康。整张试卷形式的作业显著增加了学生的作业负担，作业效果并不理想。从现实来看，控制学科作业总量一个显著的标准，就是原则上不要经常布置整张试卷形式的作业，而要结合课堂学习内容布置有针对性的作业。

四、作业过程中保护视力健康

很多时候家长无法左右孩子要完成的作业总量，但可以指导孩子根据科学用眼的规律来完成作业。保护孩子视力健康的核心就是一定让孩子“同角度等近距离看小物体”控制在半小时左右，然后保证5~10分钟眼睛望远的时间，避免眼睛向近视化方向发展。

如果学习任务繁重，可以在完成半小时左右书写作业以后，眼睛看着5米以外的学习材料背诵一些需要记忆的知识。

如果随着年级升高，需要背诵记忆的材料越来越多，难以印刷成册、制作成挂历大小的望远结合学习的材料，可以用投影仪把需要背诵的材料投影到墙上，站在远处阅读背诵。

当然，除了课堂学习和课后作业以外，家长一定要引导学生合理使用电子产品，每天连续使用手机时间超过1小时，对眼睛的伤害更加明显。

课后保证户外运动时间，有意识地保证每天"长时间同角度等远距离看小物体"的活动机会，调节或者逆转不科学用眼对眼睛的伤害，才能更好地保护学生视力健康，做好学生近视防控工作。

第五章 中小幼近视防控目标和推进措施

近视不仅是学生个人和家长的事,更是关系社会生产、国家安全和民族未来的大事。班级内个别学生较早近视或者近视增长过快,和学生个体以及家庭管理方式有关,导致学生个人不科学用眼时间过长。某个学校或者班级学生整体近视率的高低,是学校近视防控措施是否科学、落实是否到位、教师教学方式是否科学、课业负担是否合理等的整体反映。有关部门只有充分认识近视防控工作对学生个体健康和国家安全与民族未来的极端重要性,才能把近视防控工作放到重要的位置,才会真正想方设法降低学生近视率,保护学生身心健康,在此基础上,科学有效提高学生学习质量。

第一节　中小幼近视防控思路和阶段目标

近视防控是一个系统工程,只有深入研究近视发生发展的规律、确定有关影响因素,才能有效做好青少年儿童近视防控工作,保护他们的视力健康。在理论研究和实践探索的基础上,明确近视防控思路,制定中小幼近视防控阶段目标,采取有效的防控措施。

一、基于近视发生发展的自适应理论确定近视防控主体

理论是行动的先导,只有基于科学的指导理论才能研究制定有效的措施,才能取得理想的结果。传统近视理论如遗传说、户外运动说、环境说、饮食说等没有反映学生近视发生发展的基本规律,在此基础上提出的防控措施或者操作性不强,或者没有针对性,这也导致近视防控工作几十年来没有取得理想的效果。

根据作者提出的近视发生发展的自适应理论,近视是青少年儿童适应"长时间同角度等近距离看小物体"这种用眼

方式的结果，只要显著减少中小学生“长时间同角度等近距离看小物体”不科学用眼活动，就能有效预防学生近视、降低近视度数或者降低学生近视增长的速度。

由于青少年儿童“长时间同角度等近距离看小物体”不科学用眼活动主要是在家庭使用电子产品和课堂听课、课后作业及其他不科学用眼过程中发生的，因此近视防控工作的主体应该是青少年儿童家长和中小学幼儿园教师。由于多数家长缺少专业知识，加上学生天生的向师性，在近视防控工作中，教师应该发挥主导的作用。中小学、幼儿园教师通过课程教学提高家长和孩子防控近视的意识，改善在家庭中用眼的行为，减少使用电子产品的时间。

二、中小学生及幼儿各阶段近视防控思路

（1）3~6 岁，幼儿阶段以保护远视储备为主，主要由幼儿园来负责，并争取家长、社区支持。具体工作以提高教师保护孩子视力健康积极性、提高家长保护幼儿视力健康意识、提高幼儿自我保护意识为主。

（2）6~8 岁，小学一、二年级以保护幼儿远视储备与预防学生近视为主，显著降低近视率。具体工作在现有近视防控措施基础上，以保证学生课间休息、优化作业类型、提高家长近视防控意识为主。

（3）8~19 岁，这个时间段比较长，分为小学高年级、初中和高中三个阶段。从防控目标上，小学高年级阶段，以预防学生近视、降低学生近视率、个别学生降低近视度数为主。初中阶段以有效控制近视发展速度为主，注意降低中度及以上近视比例，高中阶段以控制近视增长速度、降低重度近视比例为主。

在现有近视防控措施基础上，家庭中家长有意识地让孩子形成良好的使用电子产品的习惯。从学校来说，小学阶段以推进小组教学、增加户外运动时间、保证学生课间休息走出教室、优化作业类型和质量为主。中学阶段以推进小组教学、保证学生课间休息、优化作业类型和质量为主。

三、中小学生及幼儿视力受损成因、防控目标及具体工作

从 3 岁上幼儿园、6 岁上小学到初中、高中毕业，每个阶段影响孩子视力健康的主要因素有所不同，近视防控目标和防控措施也有所不同。

（一）3~6 岁 幼儿园阶段

1. 幼儿视力受损的主要原因

幼儿视力受损的主要原因是在家不当使用电子产品以及

看电视，长时间读书、弹钢琴，次要原因是部分教师用一体机、投影仪等长时间上课导致幼儿教育小学化，核心是幼儿“长时间同角度等近距离看小物体”。

2. 防控目标

保护幼儿远视储备，尽可能保证 6 岁幼儿上小学前有 150 度左右的远视储备。

3. 防控工作

（1）及时做好视力保健宣传，有意识地提醒家长做好幼儿视力保健工作。

（2）开展幼儿爱眼护眼教育，提高幼儿自我保护意识。

（3）表彰奖励教师时注意教师任教班级幼儿远视储备情况，把任教班级幼儿视力健康情况作为表彰条件之一，有意识地提高教师保护孩子视力的意识，想方设法保护孩子视力。

（二）6~8 岁　小学一、二年级

1. 学生视力受损主要原因

学生视力受损的主要原因是在家长时间看电子产品，次要原因是部分教师长时间讲课，学生课间不能走出教室望远放松，加上部分学生较长时间写作业、上特长班等，导致学生“长时间同角度等近距离看小物体”不科学用眼。

2. 防控目标

小学一、二年级进一步做好学生远视储备保护工作，尽可

能保证学生二年级结束时有 75 度左右的远视储备。

3. 防控工作

(1)通过家长会、班级群、公众号等渠道做好视力保健宣传,有意识地提醒家长做好孩子视力保健工作。

(2)通过班会、健康课程等提高小学生爱眼护眼、保护视力健康的意识。

(3)提高小学一、二年级任课教师保护学生远视储备意识,改革课堂教学模式,减少学生在课堂上“长时间同角度等近距离”用眼。

(4)严格落实不布置书面作业,减少学生在作业过程中“长时间同角度等近距离”用眼。课间保证学生走出教室,开展有益身心的体育活动。

(5)学校及教师考评侧重近视率总数,督促学校和教师有意识地保护学生视力健康。

4. 近视防控成效标准

正视及近视比例,两个比例之和越小越好。

(三)8~11(12)岁　小学三到五(六)年级

1. 学生视力受损主要原因

学生视力受损的主要原因是教师长时间讲课,作业较多等导致学生在课堂听课和课后作业过程中“长时间同角度等近距离看小物体”不科学用眼,次要原因是在家长时间使用手机、平板、近距离看电视以及长时间学弹钢琴、绘画等不科学用眼行为。

2. 防控目标

继续保护学生远视储备，预防学生近视，三至五（六）年级尽可能降低近视率。

3. 防控工作

（1）加大宣传力度，家校结合保证学生科学使用电子产品。长时间使用电子产品是部分学生近视发生发展的重要原因，学校要研究制定科学有效、容易操作的管理措施，提高学生科学使用电子产品的意识、提高家长合理调控孩子使用电子产品的意识和效果。

（2）制定制度，使学校真正推进课堂教学改革。学校切实推进小组教学，减少学生课堂“长时间同角度等近距离看小物体”不科学用眼时间，提高课堂学习效率，减少学生书面作业，进而减少学生作业过程中不科学用眼时间。

（3）研究作业形式，减少作业时间。课后作业用眼距离近、写字过小也是造成学生近视发生发展的重要原因，研究形式多样的作业形式，增加背诵、口算类的作业，减少不科学用眼时间。

（4）教师考评突出学生近视率总数。学校及教师考评突出学生近视率总数，近视率越低越好，督促学校和教师有意识保护学生视力健康。

4. 防控成效标准(拟,数据可调整)

以全校学生近视率、毕业年级学生近视率或者年度近视率增加数量为标准。

(1)全校学生近视率。农村小学(五四学制)近视率不超过23%、25%、27%,分别为近视防控工作优、良、合格,27%以上需要尽快调整近视防控措施。城区小学近视率不超过33%、35%、37%,分别为近视防控工作优、良、合格,37%以上需要尽快调整近视防控措施。

(2)毕业年级学生近视率。城区小学毕业年级(5年级)近视率不超过45%、48%、50%的分别为近视防控工作优、良、合格,50%以上需要尽快调整近视防控措施;农村小学毕业年级(5年级)近视率不超过35%、37%、39%的分别为近视防控工作优、良、合格,39%以上需要尽快调整近视防控措施。

(3)学生年度近视率增长值。学生年度近视率增加值不超过3、4、5个百分点分别为近视防控工作优、良、合格,学生年度近视率年度增长5个百分点以上需要学校高度重视近视防控工作,尽快调整近视防控措施。毕业年级学生近视率年度增加值适当调高两个百分点作为优、良、合格的标准。

以上数据可以根据当地实际情况斟酌调整,在推进近视防控工作过程中及时修正。

（四）11（12）~19岁 中学阶段

1. 学生视力受损主要原因

中学阶段学生视力受损的主要原因是教师长时间讲课、作业较多等导致学生在课堂听课和课后作业过程中“长时间同角度等近距离看小物体”不科学用眼，次要原因是在家长时间使用手机、平板电脑以及看电视等，以及长时间学弹钢琴、绘画等其他不科学用眼行为。

2. 防控目标

中学阶段尽可能减缓近视增长速度，初中阶段有效降低中度及以上近视率，高中阶段有效降低重度近视率，尽可能保证学生高中毕业以前近视不超过600度。

3. 防控工作

（1）全校推进课堂教学改革，避免学生长时间看黑板听老师讲课。切实推进小组教学，保证学生在课堂学习过程中科学用眼。提高课堂学习效率，减少课后作业时间，减少学生课后作业过程中不科学用眼时间。

（2）推进作业形式改革，保护学生视力。优化作业形式，增加背诵作业。背诵时可以看着远处的记忆材料进行，以背诵过程中“等远距离聚焦用眼”有效保护学生视力，减少“等近距离聚焦用眼”造成的伤害。

（3）制定制度促进学校教师更加重视保护学生视力健

康。教师工作考评指标中侧重任教班级学生中（重）度近视率增长速度，促进教师更加重视学生视力健康，主动改变课堂教学模式，采用符合学生学习规律、用眼规律的教学方法，加强作业研究、科学布置作业。

4. 防控标准

由于中学近视率取决于上一学段毕业年级近视率，因此，初中阶段以学生中度近视比例年度增加值为标准，高中阶段以重度近视比例年度增加值为标准。中（重）度近视率年度增长率越低越好。

初中以中度近视率年度增加不超过 3、5、7 个百分点分别为近视防控工作优、良、合格，高中以重度近视率年度增加不超过 3、5、7 个百分点分别为近视防控工作优、良、合格。近视增长率过快的学校需要高度重视近视防控工作，尽快调整近视防控措施。

以上数据可以根据当地实际情况斟酌调整，在推进近视防控工作过程中及时修正。

第二节　教育部门推进近视防控工作的配套措施

制度影响着中小学和幼儿园及广大教师的工作理念和行为，只有制定科学合理的管理制度，才能更好地推进青少年儿童近视防控工作，取得理想的效果。

一、把近视防控工作列为中小学幼儿园单位年终督导评价的重要指标

可以参照以下指标制定区域内中小学（幼儿园）近视防控工作评估标准。

中小学（幼儿园）近视综合防控工作评估标准（10 分）

评估指标	评估要点	分值	评估办法
制度建设	1. 将近视防控工作纳入学校年度工作计划，成立学校近视防控工作领导小组，明确职责分工（0.5 分）； 2. 将近视防控工作、学生总体近视率（远视储备情况）等作为班主任、级部主任工作业绩考核重要指标（2.5 分）	3	查阅档案

续表

评估指标	评估要点	分值	评估办法
视力检测	1. 每学期(季度)开展 1 次视力检测(1 分); 2. 近视增长过快学生及时通知家长(1 分); 3. 针对近视增长过快班级和年级及时进行干预指导(2 分)	4	查阅档案
科普教育	1. 每学期至少开展 1 次全面的近视防控科普教育(0.5 分); 2. 在教室、卫生室等场所张贴近视防控科普挂图或宣传栏(0.5 分)	1	查阅档案,实地查看
视觉环境	1. 全面使用护眼灯,规范做好每天 2 次眼保健操(0.5 分); 2. 至少每两周调整一次学生座位(座区),每学期至少调整 1 次课桌椅高度(0.5 分)	1	实地查看、座谈、问卷
特色工作	学校(幼儿园)创新开展近视防控工作,措施有效,及时对本校近视防控工作进行总结提炼,在各级会议宣传推介(1 分)	1	市级及以上每次 1 分,区级每次 0.5 分,累计不超过 1 分

二、开展课题研究,培养近视防控骨干教师

各级各类课题管理部门在组织课题申报的时候,可以组织立项近视防控专项课题,学校积极组织教师申报课题,开展近视防控研究,尽快培养部分近视防控工作骨干教师,指导中

小学、幼儿园做好近视防控工作。

建议中小学幼儿园教师开展的近视防控专项课题选题

(1)提高家长防控学生/幼儿近视意识与效果的实践研究。

(2)幼儿园近视防控游戏开发与实施策略研究。

(3)幼儿园近视防控儿歌创作研究。

(4)幼儿园近视防控绘本开发研究。

(5)中小学/幼儿园近视防控制度建设研究。

(6)中小学/幼儿园近视防控创新策略研究。

(7)3~6 岁幼儿玩电子游戏现状调查。

(8)3~6 岁幼儿视力保护多维路径研究。

(9)3~6 岁视力不良幼儿矫治效果追踪研究。

(10)3~6 岁幼儿近视防治及影响因素研究。

(11)3~6 岁幼儿视力保健策略研究。

(12)提高 3~6 岁幼儿视力保护意识的游戏开发研究。

(13)中小学生/低龄幼儿早发性近视原因分析及防控策略研究。

(14)大班幼儿远视储备现状及改善策略研究。

(15)家园结合保护幼儿视力健康的创新策略研究。

(16)幼儿园一日生活活动中保护幼儿视力的实践研究。

(17)中小学课堂教学方式对学生视力健康的影响研究。

（18）中小学生课业负担与近视发生发展速度的相关研究。

（19）中小学生近视防控政策优化实施策略研究。

（20）家校合作提高中小学生近视防控效果的策略研究。

（21）中小学作业形式改革防控中小学生近视的实践研究。

（22）有效防控中小学生近视的体育运动项目研究。

三、做好近视防控工作经验总结与成果推广

在近视防控工作推进过程中，各学校、老师都会不断探索、形成科学有效、容易操作的典型经验，教育管理部门和学校都要及时发现这些典型经验做法，做好推广。

（一）需要重点总结的经验

（1）提高教师做好近视防控工作积极性的经验。

（2）提高家长防控孩子近视积极性的有效做法。

（3）培养孩子合理使用电子产品意识的有效做法。

（4）培养孩子早睡习惯的经验和做法。

（5）培养学生养成良好作业习惯的有效做法。

（6）作业形式改革是防控中小学生近视的有效做法。

(7)课间休息活动设计是保护中小学生视力的有效做法。

(8)家校合作做好中小学生近视防控工作的典型经验。

(9)学校推进小组教学防控中小学生近视的典型经验。

(10)区域推进小组教学防控中小学生近视的典型经验。

(二)探索推广近视防控研究成果的途径和形式

1. 确定近视防控典型单位和个人

根据视力检测数据,确定中小学生和幼儿近视防控工作先进单位和个人,总结近视防控典型经验。

2. 通过线上线下等形式推广典型经验做法

根据典型经验的推广价值可以组织相应层次的现场会、研讨会等,及时推广近视防控先进经验做法,辐射更多地区和学生,全面推进青少年儿童近视防控工作。

四、重点跟进近视率较高的单位和班级

正常情况下,一个学校中由于灯光、课桌等教学设施基本相同,学生遗传素质接近,近视率应该随着年级升高缓慢升高,同一年级平行班之间学生近视率相对接近。

如果出现同一学校低年级学生近视率高于高年级、同一年级平行班之间学生近视率差别较大等异常情况,主要原因在于部分年级管理方式和任课教师课堂教学方式不科学或者

过于加重学生课业负担，造成学生近视异常发展，严重影响学生视力健康。

为了提高中小学规范办学、做好近视防控工作的积极性，建议区县教育局进一步聚焦中小学近视防控工作中出现的异常近视数据，加强教育督导，促进中小学规范办学，有效降低学生近视率，具体方法如下。

（1）学校定期上报近视率异常的年级和班级。中小学每学期近视检测结束，如果出现低年级学生近视率高于高年级、同一年级个别班级超过平行班最低近视率15个百分点及年度近视率增长过快的班级，或者单一班级学校近视率超过本区县同类学校10个百分点，必须及时把本学校近视异常数据上报区县教育局相关部门备案。

（2）学校制定近视率异常的年级和班级的整改办法。学校梳理近视检测数据，召集近视率异常的年级和班级相关责任人，分析存在的问题，制定整改办法，同时上报区县教育局。

（3）把学生近视异常增长情况纳入对有关人员的工作考评。学生近视率增长过快的年级和班级，有关人员在年度工作考评中酌情扣分。

（4）区县教育局及时跟进近视数据异常的年级和班级的整改情况。区县教育局负责近视防控的部门定期跟踪各学校近视数据异常的年级和班级，督促做好整改工作，提高学校规范办学水平，提高学校近视防控效果。

五、把学生近视率作为学校教师评优选先的重要条件

学生近视率是学校和教师教育理念的重要体现，学生视力健康是身心健康的重要组成部分，学校高度重视学生视力健康就会研究推进更加科学有效的教育教学方式，因此把学生近视率作为学校、教师评优选先的重要前提，有利于促进学校、教师更加关注学生视力健康，探索实施符合学生学习规律和健康用眼规律的教育教学方式，在保证学生视力健康的前提下，提高学生学习质量。

（一）学校评选

1. 近视防控示范学校

学校学生学习质量在本地区同类学校中位居平均水平以上，学生近视率显著低于本地区同类学校近视率平均值，可以评为近视防控示范学校。

2. 教学先进单位

学校教学质量位居同类学校前列，学生近视率低于本地区同类学校平均值，或者学生近视率达到国家近视防控标准，意味着学校在提高学生学习质量的同时有意识做好了学生近

视防控工作,才能被评为教学先进单位。

(二)教师评选

1. 优秀班主任

任教班级工作良好,学生学习质量处于同类班级前列,学生近视率低于本地区同类班级学生近视率平均值,优先推荐参评优秀班主任。

2. 优秀教师

教学水平高,任教学科学生学习质量处于同类班级前列,学生近视率低于本地区同类班级学生近视率平均值,优先推荐参评优秀教师。

以制度建设有效提高中小学幼儿园教师和家长保护青少年儿童视力健康积极性和防控工作的科学性,一年就可以明显降低中小学生近视率和幼儿园大班幼儿远视储备不足率。

第三节　三年显著降低中小学生近视率

国家高度重视青少年儿童近视防控工作,但由于理论研究不够充分、教师和家长做好近视防控的意识普遍不强、防控措施落实不到位等原因,青少年儿童近视防控工作效果一直不够理想。

在加强理论研究确定科学的近视发生发展理论基础上,

充分提高教师、家长保护青少年视力健康的意识，落实现有近视防控措施并创新实施效果更好的防控措施，可以实现三年内显著降低中小学生近视率，降低中学生中度、重度近视比例，有效保护学生视力健康。

一、提高家长、教师保护孩子视力健康意识，有效保护8岁以下孩子的远视储备

通过教师培训、家长会等，帮助教师、家长了解远视储备相关知识，提高保护孩子远视储备意识，通过幼儿园、小学一年级开设绘本课程、班会课等形式，不断提醒孩子自我保护意识，形成科学用眼、合理使用手机平板等电子产品的习惯。

三年内，从幼儿园3岁幼儿到小学一、二年级学生，普遍做好近视防控工作，有效做好幼儿远视储备保护工作。三年之后，更多8岁以下幼儿保有100度左右远视储备，这必将有效延迟小学生近视时间，大幅度降低小学段学生近视率。

二、创新做好小学三年级以上学生视力保护工作，进一步延迟学生近视时间，显著降低中学生近视率

在保护8岁以下儿童远视储备的同时，全面推进小组教

学,创新作业设计,增加背诵类、口算类、实践类作业,科学布置适量书面作业。

现在的小学三年级学生近视率依然较低,部分学生还有一定的远视储备。做好这些工作,保证学生在生活、学习中尽可能避免导致近视的不科学用眼活动和时间,同时以“等远距离聚焦用眼”进一步消减近视发展趋势,尽可能保证部分儿童到10岁时依然能有一定的远视储备,显著降低小学毕业年级学生的近视率。

有效保护小学高年级学生的远视储备,才能大幅度降低小学阶段近视率,也才能为显著降低中学生近视率奠定基础。

三、改进督导评价办法,有效提高学校、教师改进课堂教学的意识

目前学校之间、班级之间近视率相差较大,只有在对学校督导、个人评优选先工作中明确学生近视率这一个条件,各学校和教师才会更加重视保护学生视力健康,学生近视率过高的学校就会改变教师工作的评价制度,引导教师关注学生近视率。任教班级学生近视率过高的有关教师才会真正改变教育教学方式,推进小组教学、改革作业类型、减少作业时间,尽快降低学生近视增长率。

只要能有效降低个别近视率较高学校和班级学生的近视增长率，就能有效降低区域内中小学生平均近视率。

在进一步优化区域教育督导标准、提高家长和教师保护孩子视力意识、改革课堂教学与作业类型以后，有效保证青少年儿童户外活动时间和“等远距离聚焦用眼”持续时间，青少年儿童近视率会持续下降，三年时间可以显著降低中小学生近视率，逐步提高中小学生视力健康水平。

后　记

据新华社2024年9月27日电，海军近日启动2025年度招飞选拔工作。在今年的招飞选拔条件中，海军放宽了对招收飞行学员眼科的相关标准，明确经过视力矫正手术的青年也可以参加海军招飞工作。

舰载机飞行员在空中会经常做出剧烈的翻转运动并经受快速的力量冲击，对视力健康有极高的要求。我相信海军做出这个决定当然是经过严格的科学验证的，这对更多术前视力不达标但愿意献身国防、保家卫国的热血青年来说，当然也是好事。十年寒窗苦读导致视力受损，但做过视力手术以后终于可以有机会驾驶我国先进战机、报效国家了。

但无须回避，海军做出这一改变的同时也说明一个残酷的现实问题，我们没有那么多才华横溢、视力健康的青年了。

从1960年国务院发布第一个近视防控通知以来，近视防控65年并没有取得理想的效果，学生近视率越来越高，高三毕业生中重度近视比例也越来越高。学生近视率越来越高当然有学习压力大、读书时间长的原因，但根本的原因还是近视成因理论错误、防控措施几乎无效。

家长不了解远视储备、近视发生的相关常识，因而对孩子早期视力保健工作没有引起足够的重视。当孩子在小学三、四年级近视以后，又无法平衡视力保健和学习之间的矛盾，只能花更多钱给孩子买价格昂贵但效果不明的近视防控器材，以求得心安。但看着孩子由于长时间学习写作业近视度数不断增长，家长既无可奈何又坐立不安。

学校领导老师当然也关心学生视力健康，每次视力检测看到越来越高的近视率也很着急，但全社会高度关注学生成绩的现实加上看不到目前做眼保健操等近视防控措施的直接效果，往往也会有意无意地弱化学生视力保健工作。

只有研究提出科学的近视成因理论，确定科学有效、容易操作的近视防控措施，有效提高教师、家长和学生的视力保健意识，推进符合学生学习规律的科学的小组教学模式，才能在保证提高全体学生成绩的前提下，有效保护学生视力健康。

本书研究提出了科学的近视发生发展的自适应理论并据此确定了更容易操作和更有实效性的防控措施，也为教育管理部门提供了关注学生视力健康、更具操作性的学校、教师评价措施。

基于本书推进学校近视防控工作，能切实提高学校近视防控工作效果，逐步降低学生近视率和近视发展程度，使更多学生学习好、视力更健康。

也许不久的将来，海军再次招收飞行员的时候，会重新提高飞行学员的视力标准。那时候，中国人的视力健康水平应该得到显著提高了。

王志刚

2025年3月1日